Le Grand livre
des 12 libérations énergétiques

釋放情緒阻塞

的 *12* 個練習

史蒂芬妮．阿貝隆 STÉPHANIE ABELLAN——著

蕭筌——譯

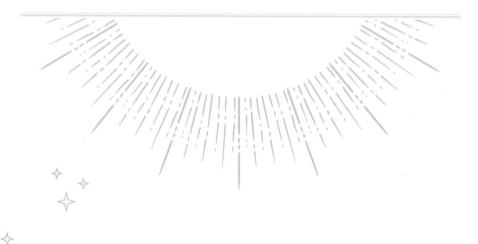

潛意識的祕密深如浩瀚的海洋，我們不應試圖把海水排空以求看得清楚，而是應該在心靈深處探索抵達彼岸的方法。

目錄 ·········

CONTENTS

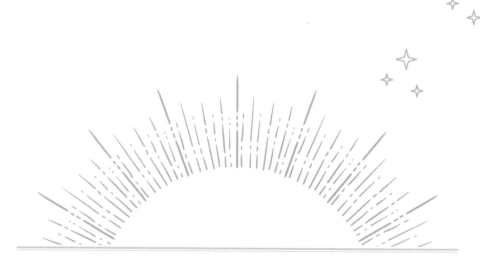

「愛自己是終身浪漫的開始。」

王爾德（Oscar Wilde）

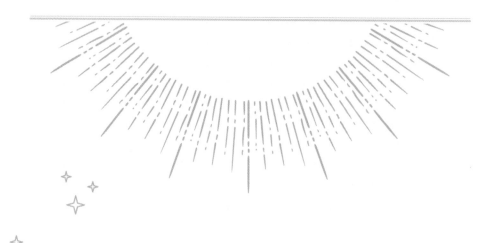

······· 引言 ··········

INTRODUCTION

　　歡迎來到這個通往內心深處的啟蒙之旅。跟隨這本書裡的十二個章節，你將能解決和清理身上大多數阻塞的細胞，有時自己甚至沒有察覺到這些阻塞。在進入十二個冥想的朗讀療癒之前，重要的是要先了解細胞記憶是如何運作，阻塞是怎麼形成，以及這些因素會如何影響生活的種種面向。

　　若想了解人類的運作機制，首先要觀察身體，再來是心理和精神狀態。最後，你會推斷出人的情感對個體產生巨大的影響。大部分的人會停留在這些準則上，並嘗試藉由將自己限制在這三個面向中，以解決他們的不安、悲傷、恐懼或阻塞。但是，要對一個人有全面的認識，那就還要顧及他的能量部分和細胞記憶。

　　細胞記憶就像是一台電腦的主機板，從裡面下載並保存數十萬筆訊息：創傷、美好的回憶、經歷、教訓和情感。所有這些**數據**分為兩類：正向的細胞記憶，有助於滋養吸引力法則、正向思維、感恩之情、學習和整體幸福感。還有那些我們關注的負面記憶，它們繼續存留，並因為「未處理」而呈現不良的振動。

什麼是未處理的記憶？

想像一下週一早上七點，你的鬧鐘響了，因為在前一晚已設定好來幫助自己起床。當鬧鐘響起時，你聽到了，知道它在提醒自己起床，所以你關掉它並隨即梳洗準備。相反地，想像一下如果每天早晨的鬧鐘從來沒有被關掉，生活會是什麼樣子。若它們一直響，你也沒關掉——顯然這將會是一種折磨。

你目前正處於這種狀況。

只是提醒你的不是鬧鐘，而是那痛苦的記憶。只要經歷一次很緊張或很痛苦的經驗，就會形成一段記憶，它會像雪花一樣在細胞記憶中結晶。一旦這個記憶沒有被傾聽和安撫，它就會像鬧鐘一樣一直「響」，要你去關掉它。

這就是為什麼人會時不時無緣無故地陷入悲傷、不安、憤怒的情緒。你的細胞記憶透過情緒讓你知道它們的存在；這是個警告信號，但有太多人對此輕忽或理解不足。

若要擺脫陰影，就需要將它帶入光明之處，這樣它才會消失。但如果沒有意識到這個陰影，那麼就很難釋放這些阻塞。

為什麼會形成負面的細胞記憶？

有兩種可能造成阻塞的時機：

✹ **繼承、接收而來的記憶**：從未處理過的前世創傷，潛伏在你體內，來自跨世代家族的創傷，而這些創傷會從父母傳給孩子，直到它們被釋放……

✹ **這一生所形成的記憶**：這包括嬰兒在出生前九個月子宮內的創傷，孩子在這段期間經由母親這層濾鏡來感受和理解一切，以及童年創傷和成年創傷。當然，如果你之後離婚了，可能會產生一種新的負面細胞記憶，比如害怕承諾或恐懼被遺棄等。

現在你已經了解細胞記憶對日常生活的影響，讓我們來看看能量方面：能量數值會依據你的心情、情緒、周圍環境、行為或飲食方式等因素而波動。在購物中心裡度過一個下午，身處人群中，很可能在晚上回家時就完全筋疲力盡，因為你已經耗盡儲存的精力。然後想像一下，你的能量體被呼喊著需要關注的記憶包圍，此時的能量值就被削弱了，所以它就無法充分滋養你體內正向的事物。

那麼，要如何提升自己的
能量體並釋放細胞記憶呢？

記憶就像需要被照顧的小孩。當一個做惡夢或膝蓋擦傷的孩子在角落哭了好幾個小時，你會看到他把所有不知道如何處理的痛苦藏在心裡。請走向這個孩子，傾聽他的痛，讓痛苦流露出來，你就會看到孩子願意放下，繼續前行，因為他已經被聽到了。

透過這次美妙的旅程，邀請大家來探索自己的細胞小宇宙，安撫和傾聽那構成生命個體的所有元素。

就像每個月死而復生的月亮，透過轉化不再需要的東西，我們將體驗一場分為十二個章節的釋放啟蒙之旅，每章由三個小節呈現。

新月充滿了承諾和展望，它讓我們提出自己的需求，敞開心扉迎接豐盛，而滿月有時是劇烈的釋放期，在這期間我們放下過去，騰出空間給新的開始。

這趟旅程就像月亮一樣，我們將探索你的每個私密空間，將它們從阻塞中釋放出來。有時候你可能會對某些主題不感興趣，但不要強迫自己，也許現在時機不對，以後等有需要時再回來閱讀。有些部分可能無法與你產生共鳴，可能你自認與此無關：請不要忘記之前經歷過的無數前世，以及可能尚未意識到屬於自己血緣關係的阻塞。關於那些從未被明確指出的阻塞，在每個章節裡都隱藏著意想不到的進化關鍵。

本書是一種工具，可以像照亮道路的指南一樣使用，但最重要的是始終傾聽自己的感受和直覺。不要不加思索地閱讀這些章節，要體驗它們、有意識地體驗這些設計過的能量療癒，那會帶給你難以置信的經歷，以一種強大的力量重新連結內在的自我。

要如何運用這本書呢？

本書分為十二章，每章都有一個要清理的主題：

自我破壞

脈輪

愛自己

豐盛

直覺

與身體的關係

愛與關係

有毒關係

性虐待

情緒

力量

原諒

在每個章節中，有固定的三個小單元：

✤ **講解內容**：讓你了解即將進行練習的心智和意識部分，並對此感到安心，以利於在接下來的釋放過程中合作無間。

✤ **冥想朗讀的能量療癒**：藉由觀想和冥想精心挑選的關鍵字來作為療癒的能量管道，以幫助你清理阻塞的記憶。

✤ 打造新能量的**實作練習**。

當結合意識和潛意識的力量時，你會獲得更強、更深的釋放，因為你的生命與變化的能量同步共振。

如何以冥想朗讀進行能量療癒呢？

本書旨在讓人們的生活更輕鬆。無須懂得如何冥想，更不用擁有天賦才能完成這個釋放練習。只需要按照說明進行，讓自己順其自然投入其中。在每次開始能量療癒前，請喝一大杯水，水是一種電導體，可以讓細胞記憶更容易流動。

找一個舒適、安靜的地方安頓下來。若需要出門工作的話，請避免在早晨開始練習，或是在有心理負擔讓人無法集中注意力時練習，或避免在晚上煮飯或幫孩子洗澡的時間進行。這一刻必須是你給予自己真正放鬆和平靜的時刻。此外，每章的第二部分應該大聲朗讀（註1），為了能完全

放鬆，最好是獨自一人在家時進行。

當內文提到觀想時，我應該做什麼？

這本書是精心書寫和設計過的，目的是要讓任何人（即使是初學者）都能進行自我能量療癒。在某些段落邀請你觀想時，你不需要做任何特別的事，這些觀想的關鍵字是針對你的潛意識，因為是它來啟動這個療癒。

為什麼要大聲朗讀？

你完全可以在腦海中默讀，療癒同等有效，但依據經驗（這些療癒方法自2017年以來已經過測試和使用），聲音的力量，也就是你的聲音會讓清理過程增加更強大的維度，每個字都會振動，並與你的身體、情感、心理和能量各個層面產生共鳴。

朗讀時我應該做什麼？

朗讀時，除了有意識地專注於正在讀的內容外，不需要做其他事情。整個療癒過程是藉由觀想和使用的詞語進行引導和設定。當你朗讀時，你會打開潛意識的大門，潛意識接收到訊息並在一旁處理，而你無須做其他事情。

需要多少時間來讀這本書呢？

本書是陪伴你在心靈成長之道的工具，可以依據自己的需求隨時翻閱。不過，建議在開始閱讀某一章節時，請完整閱讀完這章的三個小節，以便同時啟動所有的清理程序。你可以按照自己的節奏閱讀各個章節，有些人可能喜歡每晚讀一章或每週讀一章；並沒有既定的規則。

可以多讀幾遍嗎？

當然可以。每個章節都將探索你內心不同的層面，每個主題的清理難易度有所不同，有些比較容易清理。因此，只要你覺得需要，不要猶豫，請隨時重讀對自己有共鳴的部分。有些細胞記憶很難釋放，甚至需要更多的練習才能疏通。

除了本書，還可以用其他方式 來釋放細胞記憶中的阻塞嗎？

若希望更精確地針對細胞阻塞進行釋放，有兩種客製化且互補的工具可以輔助：

❋ 《釋放情緒阻塞：安卡神諭卡》：這是用於清理細胞記憶和心靈狀態的神諭卡，它可以讓人知道自己的阻塞是何時形成、為什麼形成以及如

何釋放它（註2）。安卡火焰神諭卡（L'Oracle de la flamme d'Ankaa）是這個神諭卡的延伸，專門用於釋放感情方面的阻塞。

✦ 梅德奧（Médéores）能量寶石（註3）：這些寶石特別設計用於清理細胞記憶中的阻塞。

　　現在你們已準備好開始這個深入自己內心的美妙清理之旅，祝福你們一路順風！

註1：對於聽障人士，你可以按照自己的方式閱讀。即使發音不完全相同，仍然有療癒效果，即使無法朗讀，療癒仍會發揮作用。

註2：原文版（L'Oracle d'Ankaa）於2020年由法國出版社Le Courrier du Livre所出版。

註3：作者創立之能量寶石品牌，詳情可參考官網：www.lesmedeoresdankaa.fr。

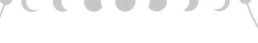

CHAPTER 1

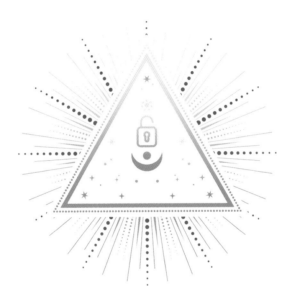

從自我破壞中解放出來
並重塑思維模式

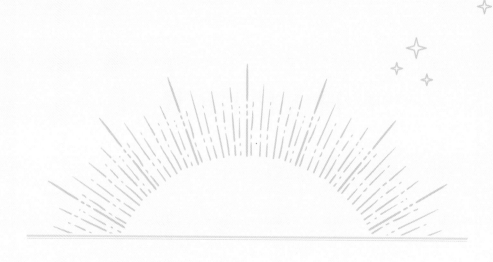

「成為自己的奴隸，是最痛苦的奴役。」

塞內卡（Sénèque）

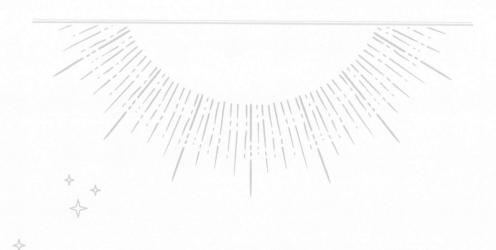

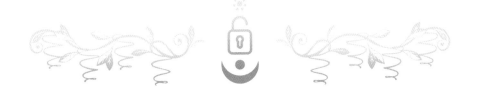

什麼是自我破壞？

　　自我破壞是一種跡象，基於過往的某些經驗而在內心形成的限制性信念，這些經驗讓你覺得自己不夠好，不值得有好事發生。這種自覺一文不值的感覺，透過滾雪球效應會觸發其他信念，例如「我不配擁有幸福、愛、財富」、「我永遠無法成為職業運動員，因為我不如其他人」、「我在感情中永遠無法幸福」等等。

　　這些限制性信念就像尤利西斯遇到美人魚，她們用甜美的歌聲吸引你，讓你撞上礁石。這些聲音想要掌控你的自我（ego），當你對自己缺乏自信時更加助長了這些信念，這種情況稱為「冒牌者症候群」。

　　不論這些長久以來導致你發展自我破壞反應的細胞記憶來自何處，重點是要能夠識別它們，並在這種反應模式即將啟動時予以遏止。不過，我們常常沒有意識到這些反應模式，因為我們誤以為這一切都是運氣不好、自認根本沒有能力獲得我們想要的工作或真正愛我們的伴侶。例如，如果在第一次約會時只談論過去的關係，或在赴約前幾個小時身體突然不舒服，那就是在自我破壞。

在工作上，則可能是發生拖延的行為模式。例如當你需要提交一份會影響你在公司內部升遷、非常重要的報告，結果你在最後期限的前一天意識到自己什麼都沒完成。當我們受到限制性信念的污染並讓它們佔上風時，就會相信自己不夠聰明、漂亮、有趣等等，在無法達成目標時，我們經常會有自我破壞的行為出現。

為了跳脫自我破壞的惡性循環，本書邀請你體驗這個強大的能量療癒，它會幫助你清理和重建你的潛意識。

解除潛意識的束縛：
冥想朗讀的能量療癒

　　歡迎來到解除自我破壞和重建整體正向思維的能量療癒。這種療癒是互動的，運用你的意識、潛意識與心理、身體、情感、能量層面產生作用。隨著自己的聲音引領，深入探索你的內心深處。

　　你意識到自己坐在米色沙發上。膝蓋上有一條溫暖的白色毛毯。身體軟綿綿地陷入沙發裡，雙腳輕鬆放下。閉上眼睛，呼吸慢慢減緩，感覺愈來愈放鬆。當頭往後仰，雙手放鬆落在柔軟的毛毯上時，你感到自己完全放鬆了。

　　你正處於一個令人驚奇的地方。身旁有十幾棵不同的樹：百年橡樹、棕櫚樹、歐洲女貞。花朵讓你身旁壯麗如畫的大自然更加美麗。豔陽在天空中高掛，你能感受到太陽的光芒慢慢溫暖你全身，就像母親將孩子擁入懷裡。

你感覺很好，你就在此時此地。

　　除了你的聲音，其他都不重要，就只有你的聲音。當陽光進入身體的每個細胞時，你感到身體逐漸放鬆。

　　現在你已完全放鬆，並處於半睡半醒的意識狀態。現在可以觀想你身

體兩側的七個主要能量中心：紅色的海底輪、橘色的生殖輪／臍輪、金黃色的太陽神經叢、綠色的心輪、再往上是淺藍色的喉輪、接著深藍色的眉心輪（第三隻眼），最後是紫色的頂輪，都由不同的顏色圍繞著身體形成獨特的光環。

在每個光環內部，你會看到一些泡泡。每個泡泡都包含一個最近讓你心煩意亂的事件。這是一場像電影場景般的爭吵嗎？結局還沒有定論？有一種失望的感覺？或是你期待的事情還沒有發生？

這些泡泡都駐足在你所有的脈輪中並四處遊蕩，佔據了所有的空間，因此你的能量無法正常流動。

首先，你必須先清理自己的內心狀態。請躺在清新而柔軟的草地上，去感覺在脖子後面有幾根細枝輕輕搔癢著皮膚。背部貼在這片草皮上，你感到非常放鬆。

請深深地進行三次深呼吸：

吸氣

吐氣

吸氣

吐氣

吸氣

吐氣

現在你張開右手，看到手裡有許多的小氣球。你抓住第一個小氣球，一邊吹氣一邊將想要驅除你內在負面情緒的意念注入氣球。

請你對每個泡泡大聲複誦：

「我感謝與這段回憶相關的情感提醒我，它仍然存在我心裡，而我決定有意識地讓它離開。」

你把小氣球繫在泡泡上，看著它們高高飛向天空。你可以如法炮製來處理這週、這個月或這一年影響你的負面回憶泡泡。

一旦清理完成，你的七個脈輪光環得以暢通。你可以看到玫瑰金的能量在每個脈輪間飛舞和流動。現在將所有的脈輪連接在一起，讓它們相通。觀想每個光環及其顏色劇烈振動，你可以看到能量如此強烈，正在擴張。隨著能量的增強，每個光環的邊緣都變大，形成一個共同的輪廓，如同一個巨大的泡泡，並將你整個身體連結起來。這個彩虹泡泡包住你，並保護著你。

接著觀想外來的想法來到你身邊，撞擊這個泡泡後又飄回空中。這個泡泡可以保護你免於心理和能量的攻擊。每天早上醒來或每當你感到不安時，都可以觀想自己身處於這個泡泡裡。

你已完成能量清理，現在可以進行接地。從這片好好安放自己的柔軟草地起身，站起來。

雙腳稍微分開些並牢牢地站在地上，此時你仍被你的保護泡泡包圍著。觀想地球的能量滋養你，讓你充滿它的愛和力量，它向你發送大地能量，讓你腳踏實地並重新獲得活力。宛如從地面升起的紅色煙霧將你包圍著，散發一種令人安心的木質香氣。你會覺得腳和下半身麻麻的。

再來是風輕撫你的肩膀和臉龐。天體和星星的宇宙能量以其清晰的洞察力、智慧與平靜滋養你，給你帶來瞬間的靜謐。夏天的細雨開始落在你身上，打濕你的頭髮。水的能量可以清除所有負面記憶的殘留，並為你帶來創造性和自我清理的能量，有立即淨化之效。

你在這種狀態持續幾分鐘，過去和未來不再佔有一席之地。你就在那裡，雙腳向下扎根，心無旁鶩，直接從源頭接收能量。你可以保持在這種狀態，直到感覺接地完成為止。

為此，你將與潛意識建立一種默契的信號：請求驗證。這個請求驗證是身體給出的實際反應，當在體內進行清理或設定時，用來確認該請求已被提出並已完成。

是右眼在眨嗎？手在抽動嗎？一根手指彎曲嗎？一邊肩膀聳起嗎？

這會直接由你的潛意識決定，請保持內心平靜的狀態，耐心稍候片刻直到這個訊號出現。一旦這種能量復原被啟動，你就可以重新建立屬於自

己的幸福思維模式。

你可以在空中看到自己身體的3D全息投影。組成第二個「你」的無數細胞，它們形成了你從第一世伴隨至今的細胞記憶。

這種細胞記憶就像一台巨大的電腦，在其中儲存所有與你相關的訊息。裡面有許多個人檔案、回憶、垃圾桶，還有從親人那裡接收而來的檔案。你的電腦系統需要定期整理和清空垃圾，這樣它才能正常運作而不會變慢。

我們之前已經清理你的思維、能量和情感的挫折，現在我們將依樣畫葫蘆來清理細胞記憶。這裡儲存你整個人生所有的經歷、傷痛、遇見的人、學到的教訓、所有在不同的生命階段得到的快樂，還有你的思維模式。我們現在要關注這些細胞記憶，因為限制性的思維模式會創造一個假的現實，而不幸和不愉快的經歷在那個假的現實裡都是司空見慣的。

你的細胞記憶一直處於活躍的工作狀態。請再次與你的潛意識確認，得到請求驗證，並確保工作得以繼續進行。

一旦身體的信號出現，就可以繼續進行。

代表自己的3D全息投影始終在你面前。細胞仍然在自轉，並處於等待被重新設定的活躍狀態。你可以看到自己後腦勺有個小盒子，那是儲存你思維模式的地方。

打開這個盒子。

在你面前有幾個開關，前三個紅色開關分別標示：

「他人的思維模式」

「家族的思維模式」

「社會的思維模式」

下面是一個獨立的金色開關，標示「個人的思維模式」。最後一個標有「自我破壞」的黑色按鈕也開著。首先將前三個紅色開關設定在關閉（OFF）的位置。這樣你就不再允許其他人給你強加思考方式或間接影響你的成長和努力。接下來你也把「自我破壞」的黑色按鈕調到OFF。

你可以感覺到請求驗證的信號出現。

一旦這四個開關都關閉後，你就會看到「個人的思考模式」開關。它是開著？還是關著？

如果它是關閉的，你將按鈕轉到開啟模式（ON）。如果它已經是ON，那麼你就可以開始重新設定。

最後再觀想一次檢查你的盒子：外在世界的三個思維模式開關已關閉，自我破壞按鈕已停用，而你個人的思維模式已經啟動。

隨後你關上這個盒子，走向你右邊的一台巨型電腦。上面用粗體字大

大寫著：

「重塑我的思維模式」

在螢幕上可以看到一個線上商店，裡面有數千本書可以選擇：說話的智慧和善良、我可以完成所有的事、我是個能力非凡的強者、正向思考、思維和日常所思、健康飲食和保持身體健康、豐盛和吸引力法則……

所有這些書的標題都擺在你面前，你只需決定用哪些書和哪些標題進行自己的重新設定。

你可以讓想像力自由飛翔，將引起你注意的書都加入購物車。花點時間來確定你想要設定的內容以及哪種能量與你的期望相符。

一旦你完成了重新設定的選擇，你應該有一系列的書籍來定義自己希望擁有的新心態：你是否已經考慮周全了？

正向思考、幸福感、身體健康、與他人的關係、豐盛、情緒管理、目標、食物等。你的選擇應該與觀想中新的「你」相似。

一旦確定這個新版本的「你」，這個新的、正向的「你」符合你對幸福和成就感的定義，就可以去確認購物車。然後點擊：

「下載」

此時，3D全息投影的「你」開始自轉，下載進度條出現在電腦螢幕上。

當下載百分比迅速跳動時，會感覺到大量的訊息湧入你腦海。一種新的感覺環繞著你，感受內在的轉化，同時觀察到細胞記憶正在重新格式化。有些細胞消失了，取而代之的是新的細胞。你親眼目睹這種轉變：灰色的細胞被一種很淡的藍色細胞所取代。

一旦感覺到請求驗證的信號時，下載進度條就會達到100%。收到信號後，3D全息投影會恢復正常狀態，螢幕就會進入休眠模式。

你已經完成了這項艱鉅的內在工作：清理、解除設定、深入的重建。你知道從現在開始，你對事情會有不同的行為反應。新的願望會顯現出來，根深蒂固的習慣在一夜之間消失。在接下來的日子裡，新的挑戰會出現在你的腦海。

現在你已經準備好再次睜開眼睛。你可以隨時回到這裡，修改內容以更符合自己的期望和個人成長。

你緩緩睜開眼睛，米色沙發仍然那麼舒適和溫馨。

你慢慢站起來，伸展身體。現在你有了一種全新的心態，可以探索並享受這個100%正向、與你相符的新「自己」。

重塑意識

誰從中獲益呢？

你被困在一個自我破壞的模式中。不幸的是，你只是這齣戲的目擊者，因為一切都在非常不自覺的層面上發生。**但罪魁禍首到底是誰呢？**

每次當你想跳過一個計畫或一段你很重視的關係時，都需要找出真正的幕後黑手，誰會從中受益、原因是什麼？

邀請你在下面列出自己最近三次自我破壞的經驗：

例如：

- 我破壞了停止吃甜食的決定。
- 我破壞了重新開始運動的決定。
- 我破壞了自己開設髮廊的計畫。

完成清單後，讓我們去尋找犯罪動機：

你想停止吃甜食，但沒有做到，為什麼？

- 因為每當我承受太大壓力時，甜食總是能讓我得到慰藉。

你想重新開始運動，但沒有做到，為什麼？

- 因為我覺得無論我多麼認真運動，身體永遠不會像我期望的那樣，而且我的努力似乎都沒有用。

你想要自己開設髮廊，但沒有做到，為什麼？

- 因為時勢艱難，需要很多程序才能合法經營，而且我可能需要付出很多時間工作。

現在已經掌握所有的要素，我們就能找出罪魁禍首了！

❋ 需要甜食，因為你承受巨大的壓力，但罪魁禍首不是別人，而是你的內在小孩感到被忽視，便從食物尋求即時的慰藉。

❋ 覺得運動對你沒有用，也沒有帶來任何好處，但罪魁禍首不是別人，而是你的自我把標準訂得太高，苛求自己要立刻看到成效。

❋ 自覺在開髮廊的計畫中受到阻撓，但罪魁禍首不是別人，而是恐懼讓你找到幾十個無法開始執行的藉口。

　　為了調整你對這些情況的看法，我們來寫出你能從中獲得的次要好處，透過以下方法來尋找每種保護機制背後隱藏的真相：

❋ 當我吃太多甜食時，會變胖但有安全感（次要好處），我寧可讓身體感到不舒服，也不要心裡難受。

❋ 當我放棄運動時，會沮喪和內疚，但我感到外表與心理一致（我與自卑和缺乏自信的感覺保持一致），於是這種內心的衝突就沒了。

❋ 當我放棄開設自己的髮廊時，我就放心了（這個劇變所潛藏的危險都遠離了），而在日常生活中我再次感到安心。

　　你能察覺到在每種自我破壞的情境中，你究竟獲得了什麼嗎？

當我們抉擇時，總會有所得，而這些次要好處往往是將我們與內心的謊言綁在一起的連結：

例如，一個不再愛她老公的女人寧可在愛情裡受苦，也不願失去她所擁有的物質財富和生活品質（就痛苦的程度而言，沒有錢比跟老公在一起痛苦）。

請在下方列出三個問題帶給你的次要好處：

請定期回顧自己的答案，以免否認自我破壞的行為。每當你覺得自己在找「藉口」時，請將它轉換為真相。

CHAPTER 2

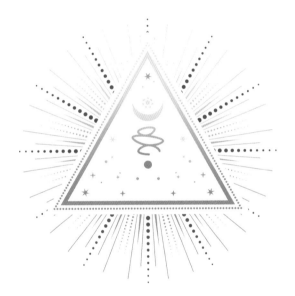

重新調和七脈輪

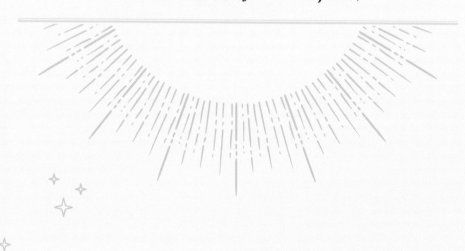

「生命不是一種短暫的平衡，
而是恆久的失衡。」

喬西安娜・科伊曼（Josiane Coeijmans）

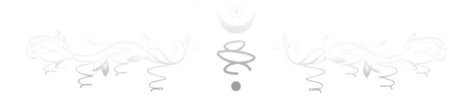

人有多種不同的能量中心，有多種類型且各具特色。現在就讓我們聚焦在七個主要脈輪上。

每個脈輪都與你生存的許多面向息息相關，如果它運轉緩慢或太過激烈地運轉，都可能會影響你的日常生活。

以下是關於七個脈輪的概述，以及它們在激勵不足或過度激勵時產生的影響。

海底輪

激勵不足：
* 恐懼、沒有安全感
* 需要透過食物來滿足
* 逃避日常生活，陷入成癮（電玩、酒精、毒品、食物等）
* 態度消極、拖延症

過度激勵：
* 過動症、難以活在當下
* 憤怒、專制
* 暴力

生殖輪

激勵不足：

❋ 婦科／泌尿系統問題

❋ 性壓抑、阻塞

❋ 自卑

❋ 不允許自己感受快樂

過度激勵：

❋ 過於敏感

❋ 不自覺地發生性行為

❋ 對他人過度依戀

❋ 過度消費享樂

太陽神經叢

激勵不足：

❋ 缺乏自信

❋ 拖延症

❋ 情感阻塞、內向

❋ 缺乏自我肯定

❋ 失敗主義

過度激勵：

❋ 過度高估自己

- 優越感
- 控制欲
- 自私

心輪

激勵不足：
- 嫉妒、佔有慾
- 難以忍受孤獨
- 不信任
- 需要被安撫，但同時卻拒人於千里之外
- 害怕被拋棄

過度激勵：
- 為他人犧牲自己的幸福
- 過度自私（與前項相反）
- 對伴侶要求過高
- 苛求

喉輪

激勵不足：
- 難以堅守立場、難以說「不」
- 個性堅強，但仍然無法獲得他人的尊重
- 極度害羞

❈ 焦慮

過度激勵：

❈ 用聲音彌補自信不足

❈ 強烈的自我，「總要佔上風」

❈ 激進、尖酸刻薄

❈ 不誠實，難以承認錯誤

眉心輪（第三隻眼）

激勵不足：

❈ 過度理性思考

❈ 跳過自己的直覺

❈ 唯我獨尊

❈ 信念與目標不一致

❈ 唯物主義和不再追求靈性成長

過度激勵：

❈ 過度沉浸於靈性

❈ 靈性的自我中心

❈ 沉迷於追求生命的意義

❈ 拒絕融入當前的肉身生活，而與自己這一世的化身脫節

頂輪

激勵不足：

❀ 受害者心態

❀ 過於接地，只專注於物質層面

❀ 與靈性完全脫節

過度激勵：

❀ 迷失方向

❀ 可能有影響理智判斷的心理問題

❀ 信念與目標不一致、質疑

放輕鬆，你會重新調和所有流經身體的能量。

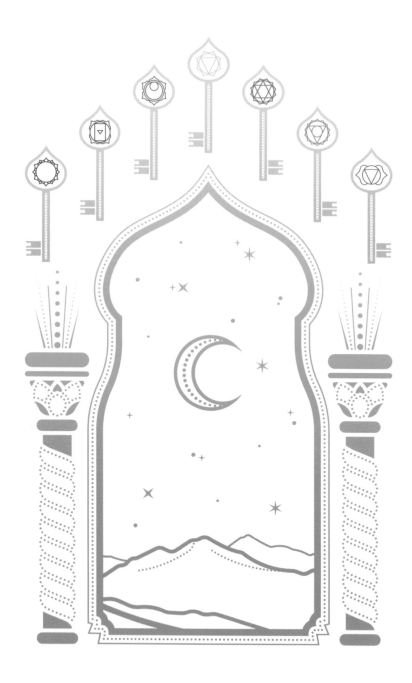

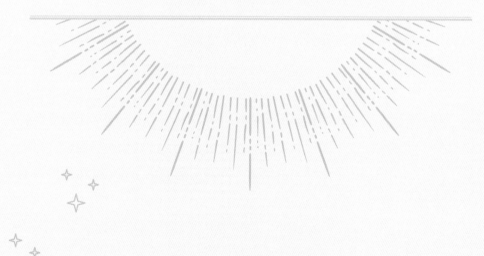

「若你不將潛意識轉化為意識，
它就會主宰你的生命，而你稱它為命運。」

卡爾・古斯塔夫・榮格（Carl Gustav Jung）

解除潛意識的束縛

海底輪

在哪些情況下可以判斷海底輪堵塞了？

難以腳踏實地、缺乏穩定以及恐懼的狀況都表示海底輪失調。的確，這是關於生存和安全感的脈輪。如果一個孩子覺得自己的需求沒有被聽見，且在小時候經歷過愛、物質或情感上的匱乏，那麼這個脈輪就會出現問題。在這個療癒中，我們會清理與父母關係的連結，加強扎根在愛而非恐懼，並讓自己從愛裡重新連結到這一世的化身。

海底輪是最重要的脈輪，因為它將你、大地、你的化身三者連結起來。若是你致力於靈性修行，但卻沒有在物質世界中穩固根基，那麼你就會與外界脫節，而能量就無法在身體的不同層面上自由流動：包括身體、情感和能量層面。

藉由覺醒冥想之旅的協助，我們將一同進入你的潛意識，清理那些阻礙你向下扎根的阻塞、恐懼和其他的舊思維模式。海底輪與恐懼和家庭有關。現在你明白為什麼處理它很重要，因為它是其他六個脈輪和你整個生命的堡壘。

你剛剛開啟內在七大能量中心之旅的第一頁，歡迎來到這個海底輪能

量的疏通療癒，請深呼吸三次並輕輕吐氣，要開始囉……

你正處於一個未知地方，位於現實和隱藏的無形世界之間。在這個區塊有阻礙你感受快樂的東西，但也藏有解開這些問題情境的鑰匙。

在你面前的地上有七個洞。你走向第一個，它是紅的，色彩鮮豔。當你走到洞穴前時會看到一個梯子，邀請你進入你的能量體和情感體。與自己的相遇讓你感到輕鬆而平靜。

你一步一步往下走，很快就抵達一個紅色小鎮。風景中的所有元素都帶有紅色，從最淺到最深的紅。當你一進入這個地方，立即就感到脈輪開始啟動。

接著你經過一棟破舊的房子，屋頂狀態良好，但地基幾乎不穩，工地上沒有任何工人。你覺得自己必須往前走，到小廣場最裡面的那棟建築，那是個警察局。你往裡面瞧瞧，有聲音從走廊遠處傳來。你小心翼翼走過去，結果看到一些奇怪的東西。

你所有的恐懼都在那裡，被鎖在鐵窗裡面。恐懼敲打著、尖叫著要求釋放，但沒有人有鑰匙。現在，你可以看到所有困在這些鐵窗裡面的恐懼，它們都在那裡。你認出其中大部分的恐懼，因為你平時常跟它們在一起。你大半時間都在這些牢房裡和它們共度，甚至沒有意識到它們的存在。你感受到外面的召喚，跟隨自己的直覺，觀察沿路停車的紅色車子以及紅寶石色的裝飾，然後走到一棟你很熟悉的房子前。這是你長大的地方。透過窗戶，你看到雙親或在童年時身兼父母角色的人。

走進去。

你的父母正忙著打理家務。母親摺衣物，父親擦拭家具上的灰塵。在他們身邊，你注意到一個憂心忡忡的孩子在觀察自己的父母，他似乎不理解眼前的情景。

你留意到有一條纏繞的線連結他們每個人。他們的手腕上還帶著鎖鍊，使他們難以完成手邊的工作。你猜這個孩子就是自己，他試圖理解父母的矛盾行為並感到失落。你本能地把那孩子擁入懷中。

那個孩子現在得到你的成熟和人生經驗，於是明白了當時父母過於陷入他們自己的痛苦，而無法給予你所需要的東西。

從出生到七歲這段期間，是孩子需要安撫和保護的階段，以免產生任何恐懼。這一切都在你腦海中進行：剪斷連結父母和你內在小孩的線，並為他們卸下枷鎖，同時對父母說，你原諒他們當時不知道也無法給予你內在小孩所需要的安全感。

你走出房子，回到警察局。這一次你不再猶豫，不再害怕了。直接走到底，但看到牢房是空的。沒人了，你的恐懼已消失。此時你感到海底輪更活躍，可以感受它運轉得非常順暢。

差不多是時候上來意識層了。你決定在剛開始抵達處附近的公園稍作停留。

請求大地為你提供持久的根基。雙腳深深陷入柔軟而清涼的土地，感受到紅色脈輪的強大能量環繞著你。你知道從現在開始，當你需要時就可以回到這裡再充電，你的脈輪現在已經重新與大地的能量連結。

你又經過那間破爛的房子，發現它已被重新整修，現在的根基是牢固的。你看到它不再有任何裂縫，水泥已封住整個基底。你被信箱上閃閃發光的小牌子吸引。走近看到自己的名字和姓氏，原來這房子就是你。此刻你意識到自己是如何重建根基，而你現在是多麼的堅強。

你重新爬上梯子，感到平靜且自信。你帶著平靜和充滿自信的感覺，順著梯子走上來。當你回到地面時，感到自己的生活不會再像以前那樣，因為**你剛剛經歷了一場深入且強大的釋放。**

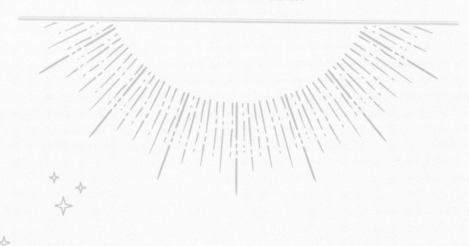

「若是玫瑰，將會綻放；
若是荊棘，將會刺傷。」

義大利拿波里的諺語

生殖輪

這個脈輪與快樂和你允許自己享受快樂的能力有關。它同時掌管你的情緒和情慾，定義你與他人的關係。如果處理不當，這個脈輪會導致身體上的成癮（毒品、酒精）或情感上的依附（依賴他人、無法獨處）。這也是內在小孩的所在，重要的是要安撫它，以免被自己的情緒淹沒。**如果這個脈輪失衡，就會導致陰性和陽性能量不和諧，這種效應如鏡子般反映在你的人際關係中。**

生殖輪掌管你與性的關係、你的陽性和陰性能量，以及你對伴侶關係、情緒管理以及自尊的態度。所有這些面向都是構成存在的根基。繼海底輪之後，生殖輪繼續建立基礎，直到頭頂的最後一個脈輪，使你能夠擺脫束縛，真實做自己，無須做作、妥協或犧牲。重要的是要確保所有這些能量中心能正常運作以達成整體的和諧。

你剛剛開啟了內在七大能量中心之旅的第二頁，歡迎來到這個清理生殖輪的能量療癒。

你身處於一個未知的地方，介於現實和隱藏的無形世界之間。在這裡有阻礙你感受幸福的東西，但也藏有解決這些問題情境的鑰匙。

在你面前，地上仍然有七個洞。你走向第一個洞，它是紅的，和諧地旋轉，那是深深根植於大地的海底輪。因此你走向第二個洞，它呈現鮮艷的橘色，是生殖輪的入口。你認得通往內心的梯子，能與自己相遇讓你感到輕鬆而平靜，於是你一步步走得更深、更巧妙地進入自己的內心深處。

　　當你踩在地面時，你先感受到一股柔軟的感覺。你身處於一個柔軟的繭中，四周瀰漫著淡淡的橘色光芒。周圍的牆壁如棉花般柔軟，彷彿你在子宮內，在一個柔軟而溫馨的母體裡。你明白此刻正身處於自己的內在核心，並開始探索。

　　一扇門矗立在你面前，門後有各式各樣美好的事物：食物、美酒以及各種形式的豐盛。你看到一個非常有魅力的人站在你面前，他正注視著你。你真的很想打開這扇門，享受所有這些歡樂，但你注意到入口旁有幾條蛇擋住去路，門上還有一些粗大的鏈條鎖住。最後你看了一眼這個場景，便離開那滿桌誘人的可口美食和那盤令人垂涎的甜橙。

　　你繞過如絲絮般的牆壁，並撥開布滿整個空間如棉花般的橘色紗幕。你愈往裡面走，路就愈崎嶇，愈需要努力開闢一條道路。最後，你來到一間總是昏暗不明的小房間。你看到一個年輕女生蹲在地上，看起來神情落寞，她似乎心灰意冷，甚至在你出現時都沒抬頭看你一眼。在她的背後，有一位穿著騎士服裝的男生站著，以不受控的方式在空中揮舞著劍。

　　你知道這兩個人代表自己的陰性和陽性能量。這兩股能量都無法與自己的角色同步，所以你在途中就失去了對自己的認同感。

　　你扶起那位年輕女生，並在她頭頂戴上一個鮮花做成的花冠，讓她重現強大又溫柔的女性特質。接著，你轉向那位男生，平靜地將手放在他的劍上，替他換上一條橘色絲帶。男生本能地轉向年輕女生，將彼此的手腕綁在一起。

一種歸屬感與和諧湧上心頭，現在你知道自己內在的兩個極端是和諧的，並能攜手前行。你謝謝那位年輕女生持續不斷地為你帶來溫柔、直覺和智慧，也感謝那位男生帶來勇氣、力量和將願望付諸實現的行動力。

此時的昏暗感逐漸消散，你感受到一股能量充滿整個空間，而那對男女也逐漸遠去。你走向房間盡頭，看到一面鏡子，它裂了，地上散落著幾塊玻璃碎片。你看了一眼鏡子，那是自信的鏡子。你好奇地站在鏡子前，當你凝視它時，鏡中出現一隻害怕的小貓。你穿越鏡子，把小貓抱在懷裡，細心安撫牠，告訴牠不要害怕，因為力量就隱藏在牠體內。牠似乎被你的話安撫和鼓舞了。你走出鏡子，決定離開這個房間。當你最後一次回頭看時，你看到了鏡子裡站著一隻雄壯威武的獅子。

一根長長的橘色能量管從心臟通往你的生殖輪。現在你感到這股力量深深扎根於你體內。**這時你體內的能量和情感系統已經重建，充滿了力量和自信。**

差不多該回去了。你往回走，再次遇到那扇門，蛇還在那裡。你猶豫著要不要進去，突然間，你的橘色能量管變長，獅子的力量摧毀了鎖門的鏈條，自信驅散了那些蛇。你感到自己充滿力量而堅強，現在再沒有什麼能讓你感到害怕，你知道自己不再孤單。

你推開門，進入一個不可思議的世界。所有可能的快樂都在這裡，你決定享受一切讓你心動的事物。原本阻礙你享受單純快樂的障礙已經消失，你拋開了那些偶爾阻止你享受簡單事物的信念和阻塞的記憶。

先前看到的那個非常有魅力的人離你更近了。你感受到愛與互相尊重的能量。你知道自己的生殖輪將被尊重，可以放下那些曾壓迫你性愛方面的恐懼、羞恥和內疚。陽性能量與陰性能量的融合幫助你選擇真誠和懂得尊重的伴侶，能夠與他們在性方面全然敞開自己，讓共有的能量互相作用。你覺得可以放下自己，完全信任對方，而不用擔心別人的評判。每當覺得自己將要做出或已做出不尊重你陽性能量或陰性能量的決定時，就可以進入這個世界。你可以根據需求經常回來，以汲取這股尊重和純粹愛的能量。

你懷著輕鬆的心情走向出口。所有錯誤的戀愛或性方面的記憶，以及那些你無法或不知如何尊重自己的創傷經歷都會留在這裡。它們以蠟燭的形式出現，你點燃蠟燭的燈芯，讓這個地方將過往的創傷燃燒吞噬，從而將它們抹去。

你慢慢爬上梯子，一層一層，感覺自己的生殖輪變得強大而有力。一個全新的你從這次深度的相遇中浮現。你知道自己剛剛經歷了一場強大的釋放之旅。

可以持續停留在這種幸福的狀態中，讓自己沉浸於橘色燈光的懷抱，並花幾分鐘冥想這種釋放的感覺。

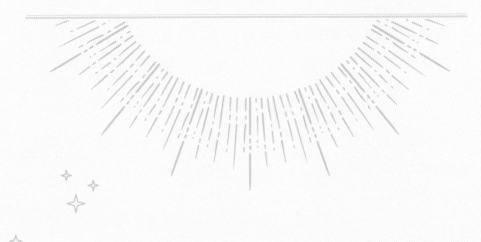

「請持續敲門，因為堅持下去，
喜悅最終會打開一扇窗，看看是誰在外頭。」

魯米（Rûmî）

太陽神經叢

這個脈輪連結消化系統。當情緒被壓抑，被頭腦視為不被接受的經驗時，情緒就會留存在這裡。

太陽神經叢的主要功能是行動。它可以讓你的慾望和行動連結起來，如果它失衡，就會妨礙你順利完成計畫。此外，你可能會陷入極端，例如為了控制他人而變成操縱者，或者相反地，很容易被他人操縱。當你能夠輕鬆表達自己而不試圖壓倒他人佔上風時，代表這個脈輪運作良好。當你感到陷入困境，覺得自己在原地踏步而無法執行計畫時，就該照顧你的太陽神經叢了，因為它很可能已經堵塞。

透過覺醒冥想之旅的幫助，我們將一起帶你進入潛意識，釋放那些阻塞、恐懼以及妨礙你真正做自己的舊模式。

太陽神經叢掌管你與他人的關係以及你自身的力量。當它失調時，就會剝奪你為自己做決定的能力，讓你陷入憤怒、脆弱的情緒或是容易評判他人。

你剛剛打開了內在七大能量中心之旅的第三頁，歡迎來到這個疏通太陽神經叢的能量療癒。

你身處於一個未知的地方，介於現實生活和隱藏的無形世界之間。在這裡有阻礙你感到幸福的因素，但也藏有解決這些問題情境的鑰匙。

你會再次來到這個時間靜止的地方，面前有七個洞。前兩個洞口分別被色彩鮮明的紅色和橘色球體覆蓋，它們以平衡的方式旋轉，那是你的海底輪和生殖輪。而你正走向第三個洞：這是通往太陽神經叢的路；明亮的黃色閃耀著千萬道光芒，邀請你抓住通往這個內心深處的梯子。

能與自己相遇讓你感到輕鬆而平靜，你一步步更往前、更巧妙地進入自己的內心深處。

當你抵達這個未知世界時，立刻就被眼前的景象嚇到。一條雙頭龍正對著你，牠被一條鏈子拴在一個漩渦裡。

龍的第一個頭看起來很可怕，牠噴出火焰，你從所在的地方就能感受到這股熱氣；牠勃然大怒，猛烈地試圖掙脫鏈條。龍的第二個頭卻蜷縮著，看起來很害怕、眼神悲傷，像是被打敗了，因為牠表現得很臣服。你熟練地繞過房間，沿著牆壁走，並打開另一邊唯一的門。

當你走進那扇門後的空間，發現自己身處迷宮中。鏡子無窮無盡地延伸，甚至看不到出口。你開始往前走，遇見一位老先生為你指引方向。接著，隨著一道又一道的門，迷宮裡的居民繼續為你指路。

過了兩個小時，你仍然被困在迷宮裡。你意識到自己把自主權交給那些自己都不知如何從迷宮走出來的人，因為他們也一直被困在裡面！

你決定召喚自信的天使。他出現了，並將一隻手放在你的太陽神經叢上。你感到有一股太陽能量充滿你全身，你開始升起。慢慢地，你萌生離

開這個地方的念頭，雙腳離開地面。幾分鐘後，你飛到迷宮上方。你學到的教訓是，除了你自己，沒有人更了解什麼東西對你有益，你必須運用個人的力量在自己的生命之道前進。

你雙腳著地，來到一間空蕩蕩的房間。你左右張望，發現這裡什麼都沒有。

突然間，你的頭被某個東西擊中。你摸著頭，四處尋找那個罪魁禍首，但這裡沒有任何人。然後你被敲第二下，接著第三下很快就打上來。你很生氣，變得焦躁不安。突然，你變形了。當你轉向迷宮的鏡子時，看到自己變成那憤怒龍的模樣。因為憤怒改變了你的樣子。你被困在憤怒中，無法恢復正常的外貌，於是你沒頭沒腦地暴怒，要揪出罪魁禍首。過了幾分鐘後，你冷靜下來，身體再度變形。這次你變成了龍的第二個頭：顯得畏畏縮縮，滿是哀怨。

這次你召喚了思路清晰和善解人意的天使。他出現在你身旁，並讓隱藏在房間裡的東西顯現：懸掛在天花板上的大木樑快速來回移動，穿過整個房間。

你明白這些木樑代表自己的恐懼。這些恐懼無端地出現，每天傷害你很多次，而你卻不知它們從哪裡來，也無法確定它們在哪裡。**恐懼整天都在改變你的意識狀態。**

你理解第一個龍頭是當你無法控制自己的恐懼時，在體內產生的憤怒之龍；第二個是受害之龍，牠會毫不猶豫地指責別人而不承擔責任。

請把手放在太陽神經叢上，使用先前獲得的能量，在牆上創造一個控制中心。你讓樑木不再移動，並使它們消失在牆壁中。

你知道從現在開始，你會使用力量和負責任的能量，而不是憤怒和受害者心態。此時你感到自己的太陽能量指數上升，並開始在空中逆行重回軌道。

你回到之前抵達的房間，龍和漩渦都消失了。只有一尊小佛像放在地上，周圍點著蠟燭和香炷。你感受到自己內心深處的智者，知道如何冷靜而明智地做決定。你現在知道，在憤怒或退縮的時刻，智者就在自己的太陽神經叢裡，你會做出正確的選擇。

你不再孤單。

你點燃蠟燭和香炷，讓這個認知逐漸在你內心傳遞蔓延，並感謝佛陀的幫助。

當你重新回到階梯時，你會感覺自己的決策變得堅強有力。當你一步一步往上爬階梯時，內心感到安心又平靜，這讓你回到正常的意識狀態。你知道當憤怒或抱怨在內心湧現時，可以隨時回到這裡。從這次深入的相遇中走出來的是一個全新的你，因為你剛剛經歷了一場強大的釋放。

你可以持續停留在這種幸福的狀態中，讓自己沉浸於黃色光線的懷抱，並花幾分鐘冥想這種釋放的感覺。請記得在接下來的幾天多喝水，並依據自己的需求，時常回來重讀這段文字。

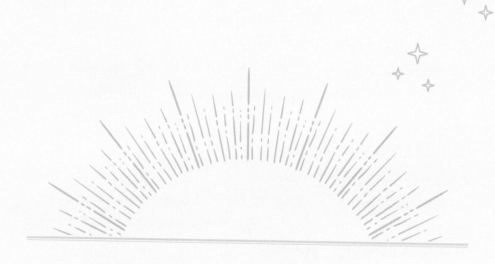

「那些聽不到音樂的人認為那些跳舞的人瘋了。」

弗里德里希・尼采（**Friedrich Nietzsche**）

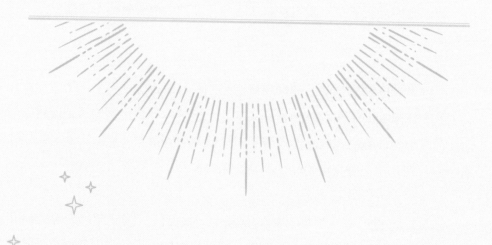

心輪

　　心輪是連接大地和上天的脈輪，它能統整每個人的脈輪和諧一致。它代表與他人連結的能力、同理心、同情心、接受喪親之痛和原諒。

　　如果這個脈輪是封閉的，那麼苦惱、嫉妒或惡行等孤僻態度就會很常出現。**若沒有開放的心，就無法與自己或他人建立連結。**因此可能會產生其他後果，例如總是在等待他人的認可，或扮演救世主的角色以拯救別人，從而逃避自己才是真正需要療癒的人的事實。

　　你剛剛打開內在七大能量中心之旅的第四頁，歡迎來到疏通心輪能量的療癒。

　　你處於一個位於現實和隱藏的無形世界之間的未知地方。在這裡有妨礙你感到幸福的東西，但也藏有解決這些問題情境的鑰匙。

　　在你面前，地上仍然有七個洞。你走近並觀察到前三個洞代表與地面連結的前三個脈輪。第四個是將你與前三個脈輪完整連結的脈輪。你正處於心輪的入口處，看到綠色的球在洞上方旋轉，並看到一把梯子。能與自己相遇讓你感到輕鬆而平靜，並一步步進入更深、更精微的內心深處。你把腳踩在地上，意識到自己正在搖晃。你在一艘船上。心輪與風元素相關，你感受到海風輕撫自己的臉頰。你必須抓好才不會跌倒，而你的心正處於劇烈動盪中。

你走向船頭，濃霧重重，看不到地平線。你知道自己是這艘船的船長，必須學會以和諧又平衡的方式駕馭它。你看到一間艙房的入口，於是走向那扇門。艙房非常小，幾乎整個空間都被一張凌亂的窄床佔據了。你在這個空間感到有點窒息，於是走到下一間，那裡完全空無一物，什麼都沒有。你又走了出去。

你對這個空間感到有點失望，並對不停晃動的船感到焦慮，於是你決定走下去到機房。當你走進去時，馬上感到窒息。蒸氣從管道中冒出來，而你不清楚所有的控制桿和按鈕有何用途。其中**有兩個大拉桿吸引你的目光**，它們看起來已經生鏽。你走近一看，發現它們控制兩根大鍋爐管，讓船前進。然而，這些拉桿現在沒有啟動，而管道也處於靜止狀態。

你明白這個機房代表自己如何運用心輪。這些拉桿是用來啟動你與別人之間的能量流動，若能量堵塞，船就無法自行前進，因為船也需要其他人的幫忙才更容易前進。你依序啟動每個拉桿，看到在互通管道中的渾濁綠色液體再度流動。同時，船隻重新啟動的律動讓你站不穩。那些管道內的綠色液體持續交換著，你在心輪感受到自己向別人敞開。這時只有強烈的重新連結感，沒有恐懼。

從現在開始，你知道自己可以毫無恐懼地向他人敞開心扉，展現同理心、善意和傾聽，而無須擔心受傷或不被理解。感受自己與他人合而為一，接受、信賴他們，與他們交流，而不是一直處於自我保護的狀態。

你重新恢復精力，回到上層並返回船艙。一進入那裡，你感覺比先前好多了：兩個房間之間的牆已消失，空氣變得流通而舒適。小床已變成一

張巨大的雙人床，配有兩個床頭櫃和兩個儲物櫃。你終於接受在生活中為某人騰出空間。你發出一個歡迎愛人的訊號和振動，這個振動從你的心輪延伸到整個無盡的宇宙，甚至可以看到這些波動無限擴展。你知道自己已準備好遇見靈魂伴侶，當另一半也準備好時，就會捕捉到你發出的純愛振動。

你用愛與和諧的色彩裝飾船艙內部，擺放玫瑰和白色百合的花束、點燃香氣四溢的白麝香蠟燭，並在房間裡掛著展現幸福和諧伴侶的畫作。

你已完成個人專屬愛之巢的布置。你走出來並繞船巡視一圈，走到船體後面時，發現地面上有個奇怪的形狀，有東西藏在粗麻布毯子底下。

你慢慢走近，掀開這塊毯子，發現有個正在哭泣的孩子。你立刻就認出那是你的內在小孩，因為他穿著你童年心輪受損時的衣服，還有你那時的髮型。你成功地回到那個時間點並找到他，幫他移開那片遮蓋的毯子，並牽起他的手。

他哭泣著說，有人硬是把他從舒適而溫暖的船艙裡趕出去，並在暴風雨時將他放到船上。因為害怕和孤單，他寧願躲起來等待暴風雨過去。你跟他解釋，他是唯一能決定下雨和放晴的人，他是這艘船的船長。你帶他到船頭並指著控制台，那裡面有兩個座位和兩個舵。你坐在前面寫著「成熟與責任感」的座位並駕駛船，讓它不再東搖西晃。你告訴他，他應該坐在第二個座位上，上面寫著「情感和內在幸福」。

他害羞地坐下，並開始模仿你操作舵。當天空不再有閃電，霧氣散

去，露出燦爛的太陽和晴朗的天空時，你知道從現在開始，你的內在小孩將能安撫自己的情緒，因為你內在的成年人會引導他並使他安心。

接下來的旅程讓你感受到內在世界平靜且安寧時的模樣，而你享受這種自在的感覺。當船在平靜的水面上航行，感覺到觸及陸地時，你跟內在小孩道別，他回到愛之艙裡恢復精力。

你腳踩在扎扎實實的大地上，認出自己心輪出口的梯子。你抓起一把細沙，讓它從手指間滑落。請記得這種放下和心情平靜的感覺。你知道「愛」就像這沙一樣無窮無盡，想要抓住它或留住它是沒有意義的；只需在它存在時欣賞它、心不愛時接受它的離去。

一步接著一步，你平靜地爬上梯子，你知道自己剛剛在內心經歷了一個魔幻時刻。日後每當你感到困惑、在情感中感到迷惘時，都可以再度回到這裡。你純淨的愛之艙將永遠等著你，為你帶來舒適與平衡。

從這次深刻相遇走出來的是一個全新的你，你知道自己剛剛經歷了一場強大的釋放。

你可以持續停留在這種幸福的狀態中，讓自己沉浸於綠色光線的懷抱，並花幾分鐘冥想這種釋放的感覺。

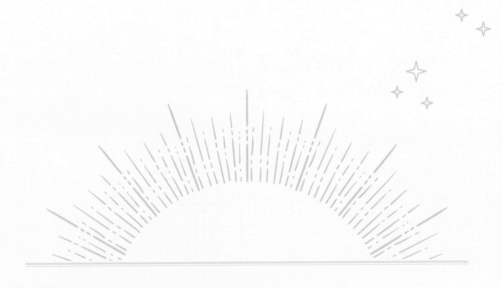

「幸福，就是持續渴望自己所擁有的。」

聖奧古斯丁（Saint Augustin）

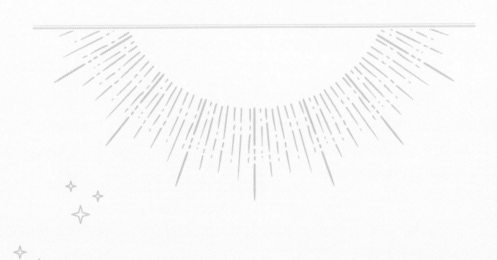

喉輪

這個脈輪代表我們溝通和表達自己的能力。很多時候，我們會懷有怨恨、憤怒或未說出口的話，這些都會阻礙喉輪使我們無法表達自我。

當喉輪失衡時，可能會導致兩種對立的態度。首先是內向，你會封閉自己，再也無法敞開心扉，甚至無法向他人傾訴。相反地，另一種態度是過度外放，導致無法保守祕密，傳播八卦或批評他人，以及用激烈甚至是暴力的方式來說話。重要的是要平衡這個脈輪，讓生活得以保持在一種不受任何干擾的寧靜狀態。

你剛剛打開內在七大能量中心之旅的第五頁，歡迎來到疏通喉輪的能量療癒。

你身處於一個未知地方，介於現實和隱藏的無形世界之間。在這裡有妨礙你感到幸福的事物，但也藏有解決這些問題情境的鑰匙。

在你面前，地上仍然有七個洞。你走過去，看到前四個洞代表前四個脈輪，它們現在都和諧地旋轉。第五個洞就在你面前。你正站在喉輪的入口。你看到一個淺藍色的球在洞的上方自轉，並看到一把梯子。能與自己相遇讓你感到輕鬆而平靜，你一步步走入更深、更精微的內心深處。

你來到一個岩石環境。在你面前有一條通往山頂的小徑，你環顧四周，那裡什麼都沒有。你意識到自己必須登上頂峰，於是開始前進。身後

突然有個聲音引起你的注意，你轉身並發現自己正面對一隻可怕的動物。牠看起來像神話裡的動物，是水牛和蛇的混合體。牠看起來很生氣，似乎隨時都會向你衝過來。你嚇呆了，不敢動彈；那動物仍然盯著你看，並從鼻孔對你吐氣。

在正常情況下，你會逃跑以避免這種情況發生，然而你知道在這裡是行不通的。因為你正處於一個荒涼的地方，這裡完全沒有任何樹木，也沒有任何藏身之處可以躲避動物。此時，你觀想有一個淡藍色的球體出現在喉嚨位置。這個球體自行旋轉，佔據愈來愈大的空間。你轉身與那頭水牛對視。牠的目光一直盯著你，與圍繞在牠脖子上的蛇開始同時發出聲音。

藍色的球體變得愈來愈大，最後甚至比你還大。**於是你觀想這個球體圍繞著你，並形成一個包圍你的保護泡泡。**現在，你不再害怕並感到自信，你走近那動物，與牠對視。牠看起來很驚訝，後退轉身走了，再也沒有看你了。你鬆了一口氣，並已成功克服自己的恐懼。你終於感受到，今後當你面對難以堅持己見、表明立場的時刻，就可以觀想這個藍色泡泡，它會讓你展現自信。

你稍微休息一下，決定繼續前行。很快地，你就到達山頂，看到一張有許多臉孔的3D全息投影。

你認得他們嗎？

這些是你沒有對他們說出心聲、對他們仍懷有怨恨、甚至懷有巨大憤怒的人。當你看著這些臉孔一個接一個地出現時，請有意識地要求擺脫這

些燃燒般的怨恨。

　　突然，你感覺地面在震動。遠處出現一道裂縫，你突然被巨大的熱氣所包圍。你意識到自己正站在一座火山上，而它即將爆發。你依舊在藍色的保護泡泡中安全無虞。火山熔岩如烈火般噴湧而出，幾秒內覆蓋了整個景色。你所有的憤怒都凝結在此，並被封住了。現在你自由了，感覺輕鬆許多。這段療癒雖然時間很短，但力道很強。你決定返回。

　　當一步一步爬上梯子時，你感到很平靜。知道自己剛剛在內心深處經歷了一個魔幻時刻。日後每當你感到困惑或迷失於情感時，都可以再度回到這裡。從這次深入的相遇後，一個全新的你走出來，你知道自己剛剛經歷了一場強大的釋放。

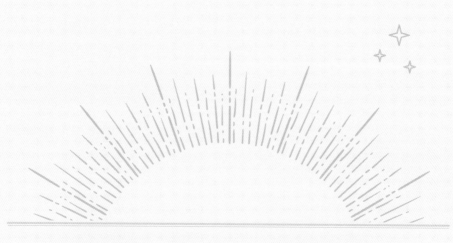

「持續憤怒，就像拿起一塊熾熱的煤炭，
本來要把它丟向某人，結果燒傷的是自己。」

佛陀

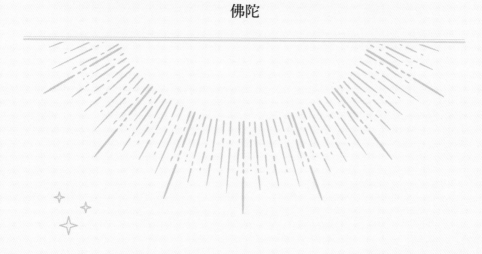

眉心輪（第三隻眼）

　　這個脈輪代表我們精微的能力：直覺、洞察力、深奧的智慧和遠見。當它失衡時，會讓我們對自己的經歷和生命之道有種模糊不清的概念，難以理解我們所經歷的事情及訊息。

　　當你與自己的靈性完全脫節時，這個脈輪可能會引起嚴重的偏頭痛和一種迷失在生活中的感覺，就像沒有從錯誤中吸取教訓導致仍在原地踏步的感覺。

　　你剛剛打開了內在七大能量中心之旅的第六頁，歡迎來到這個疏通眉心輪的能量療癒。

　　你現在身處於一個未知地方，介於現實和隱藏的無形世界之間。在這裡有妨礙你感到幸福的東西，但也藏有解決這些問題情境的鑰匙。

　　在你面前，地上有七個洞。你走近，看到前五個洞代表已釋放的前五個脈輪，在每個洞的上方都有色彩鮮豔的球體旋轉著。而第六個洞就在你面前。

　　你正在眉心輪的入口，觀察到深藍色的球體在洞口的上方自轉，並看到一把梯子。能與自己相遇讓你感到輕鬆而平靜，你一步步走向更深、更精微的內心深處。

才剛踏上地面，你便留意到自己被午夜藍的光芒和超級濃霧所包圍，看不清周圍的事物。你用手摸索著快速前行，突然間，你感覺腳下的地面開始塌陷，你跌落了。這裡有一個洞將你吞沒，你感覺自己墜落了好幾公尺，然後落在一塊稍微鬆軟的地面上。儘管有一層保護，你的背部還是傷的很重。你站起來咒罵這個自己沒看到的洞。

這裡的霧氣已稍微散去。你看到房間深處有一道光，於是你朝那道光走去。那光來自一輛露營拖車屋。你被這個小屋吸引，看到它的門微微打開。你推開發出吱吱聲的門。一位吉普賽女人正在等你，示意請你坐下，並請你抽出三張牌。你遵從她的指示抽牌。

第一張是直覺卡。藉由選擇它，你就疏通了那個與你失去連結的部分。從現在開始，在你心靈被思緒佔據之前，你會更容易聽到那個小聲音給你的建議。你的直覺也提供一種解決方式：每當直覺跟你說話時，你會想到一輛拖車屋的光。如此一來，你的自我就不再懷疑心靈想要傳達給你的真相。

第二張抽到的是鑰匙卡。有了它的助益，你剛剛解放了自己的多維潛能。事實上，從現在開始，你可以運用最有感知的精微體讓自己開心，讓自己更能被引導或指導他人。若你願意的話，可以連結你這一世被賦予的禮物，例如千里眼、順風耳、磁場感應、預知夢、靈魂導引。

最後一張是智者卡。它的關鍵在於教你如何從不同觀點來看自己的經驗，以幫助日後成長。無論是痛苦還是快樂，這張卡可以讓你了解整個經歷的各個面向。它提供你必要的方法，讓你體驗生活而不將它劃分為好或

壞的經歷。現在你明白，經驗只是經驗而已。每一次的經歷都很重要，因為它幫助你扎實地建立自我並更加了解自己。

你向那名吉普賽女人道謝，並決定離開那輛拖車屋。前方的霧氣依然很濃，但你看到遠處有指示出口的光。你正準備朝那個方向衝過去，這時你回想起那次墜落和之前的匆忙行動所造成的後果，於是，你走得非常緩慢，摸索感受前方的地面。突然間，這段經歷就結束了。你已解開一個需要吸收內化的真相。霧氣一下子忽然散去，而你一眨眼就到了出口。

你一步一步平靜地爬上梯子。**你知道你剛剛在自己的內心深處經歷了一個魔幻時刻。**日後每當你感到困惑、在情感中迷失時，你可以再度回到這裡。從這次深度交流後走出來的是一個全新的你。**你知道自己剛剛經歷了一場強大的釋放。**

頂輪

這是無法進行細胞清理的脈輪，因此本書沒有提供此脈輪具體的療癒方法。這個脈輪是你行為、生活經歷、生命歷程和經驗的總和。它與更高層次的高我溝通，而你先前所做的準備工作會讓你以最好的方式發揮頂輪的功用。

重塑意識

為了讓你熟悉自己的能量狀態，在此提供一個簡單有效的練習：重新連結每個能量中心，並檢查哪一個需要更多的關注。

為此，我們來製作一個靈擺（如果你已經有了，就直接使用）：例如拿一枚戒指或吊墜。任何類似重量的物件都可以使用。然後將一條15至20公分長的鏈子或線繩綁在這個物件上，這樣你的靈擺就完成了！剩下的就是建立你和它之間的問答溝通模式。

請用慣用手拿起靈擺，讓它自然垂下的握著，等它停止擺動。當它靜止不動時，就可以開始設定你們的協定：

先請求它顯示「是」。

靈擺會開始擺動，有時從左到右、從右到左、從前到後或繞圈圈。答案沒有對錯之分，它顯示的律動僅僅對應於「是」這個回答。

同樣地請求它顯示「否」和「我不知道」。

因此，對於它每次的回答，應該有三種不同的擺動方式。例如，我的回答協定很典型：對於「是」，會順時針旋轉；對於「否」，則逆時針旋轉；當它不能或不願意回答時，會從右向左搖擺。

藉由本章最後面的七脈輪圖來輔助，你就可以開始練習了。

將手指放在想要檢查的脈輪顏色上，再詢問靈擺這個脈輪是否需要療癒。每個脈輪都這樣詢問檢視。

請注意：靈擺不是一門精確的科學，它取決於你散發的能量、你練習的階段或是當下的能量（滿月、新月）。所有你經歷的失衡，並非都是因為你做的事情所造成。此外，不要過於拘泥於這個練習的表面意義，它是為了讓你熟悉自己的能量體，而且對你得到的答案仍需保持警覺。

為了更深入探測這個感應力，建議同時詢問一些具體的問題，而這些問題確實是你可以驗證答案的真實性，例如以下範例：

❋ 我叫瑪麗嗎？

❋ 我有養狗嗎？

❋ 我是金髮嗎？

　　一旦找到**與你靈擺有順暢的連結**，答案就會清晰易懂，之後就可以更準確地檢驗你的脈輪。

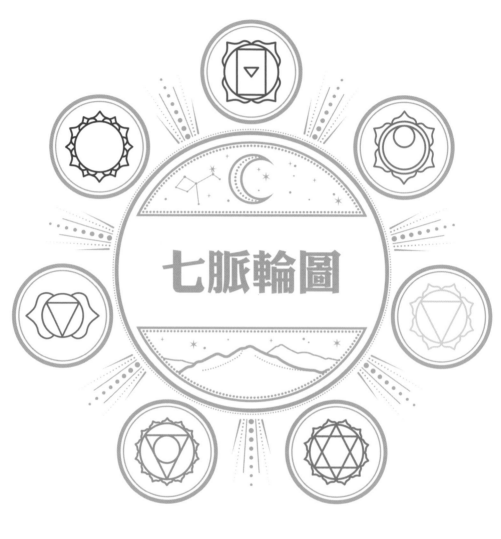

七脈輪圖

 海底輪　 生殖輪　 太陽神經叢　 心輪

 喉輪　 眉心輪（第三隻眼）　 頂輪

CHAPTER 3

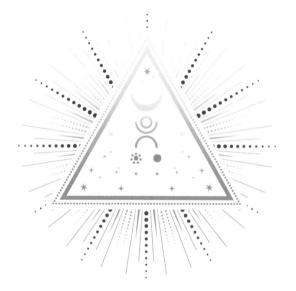

接納自己的形象
和愛自己

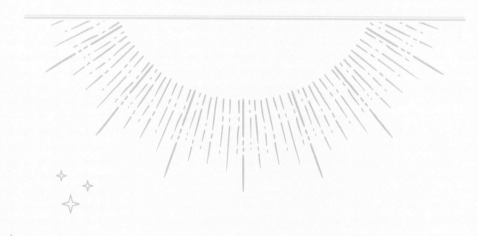

「你，就像這宇宙中的任何人一樣，
都值得擁有自己的愛和情感。」

佛陀

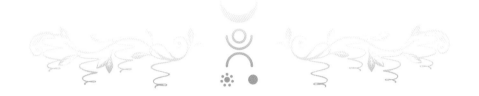

　　我們對自己的愛往往被整個生命歷程產生的細胞記憶所埋藏和擱置在旁，這些細胞記憶源於直接傷害（例如被說「你太胖了」、「你太瘦了」、「你很醜」）或社會間接施壓於年輕一代（無論男女），評論他們的外貌、體重、膚色、年齡和身體狀況。

　　當一個孩子出生時，他不會覺得自己好看或不好看。他愛自己，接納自己，不會質疑大自然給予他的一切。當他面對外界時，第一次的阻塞和創傷開始被刻入細胞記憶：每一句話、每一個表達拒絕、厭惡或不愛他的目光，都讓孩子知道自己並不完美。然而他必須要符合俊美的標準，這些標準隨著時間飛快地瘋狂變化。

　　這種極度可怕的機制讓許多人陷入虐待自己身體的惡性循環中。因為失去自信而不敢再依照自己的喜好來打扮或化妝，所以就試圖盡可能不打扮，以免被注意；藉由亂吃一通或過量飲食來補償自己，並虐待自己的身體等等。

　　或者，有些失去自信的人，試圖從社會提供的各種替代方案中重拾自信，例如醫美、化妝或服裝等等。雖然這讓人在肉身層面感覺良好，但你心靈深處仍有阻塞，即使在身體層面已處理，但在能量情緒層面卻沒有得到解放。

接下來的療癒會幫助你重新連結自己的身體，愛它、寵它，並像珍藏寶物一樣照顧它。

這種療癒的傳遞和書寫是為了讓你與內心深處的「你」和解。你的身體和心靈需要感受你愛它們、你愛自己，這是通往你內在幸福的鑰匙。

解除潛意識的束縛

你站在一間小木屋的門前，手握著門把。這間小木屋美極了，周圍被一片潔白無瑕的雪覆蓋，一股濕潤的木頭味撲鼻而來。你知道，一旦轉動這個門把，你就會進入潛意識的深層淨化。

你深深地進行三次深呼吸，然後走進去。

室內裝潢得非常細緻而舒服。壁爐裡的火柴劈啪作響，立刻讓你感到溫暖。一杯熱飲放在小圓木茶几上。有一條巨大、仿動物毛皮的白色毯子鋪在客廳的三人沙發上，你忍不住想躺上去。當你陷入柔軟舒適的沙發裡，被毯子包裹著，你感覺眼睛閉上了。

你再度睜開眼睛，周圍有成千上萬面鏡子反射著。你左顧右盼，看到所有這些屬於你的身體在鏡中無窮無盡地延伸。每個倒影都有個巨大、扭曲的身體部位。

面對這樣的景象，你感到窒息，你想逃離，你想尋找出口。你找到一條小通道，急速逃開，直到喘不過氣來，試圖遠離這個意象。你依然能感受到當時壓倒自己並阻塞喉輪的主要情緒。

是羞恥嗎？因為擁有一個不符合自己期望的身體？是憤怒嗎？對自己如此放縱？或是對這樣的身體生氣？當你告訴它應該要有所不同時，它卻

讓你失望？還是絕望？看到這個反覆出現的問題從未解決？

當你繼續前進時，那種被困住的情緒變成了喉嚨裡閃爍的粉紅色球體。你可以看到它愈來愈大，直到它變得奇大無比，而你只剩下兩個選擇：吞下它，繼續保留這種負能量；或是吐出來，決定身體永遠不會再與它有任何瓜葛。

你雙手放在膝蓋上，吐出所有這幾個月、這些年來沒有說出口的話、憤怒、不公不義、和別人的比較、挫折和不愛自己。

當你清理喉輪後，你感覺變得輕鬆了。你決定去檔案重建室裡看看自己的清理進度。進入後，你在空中看到自己的3D全息投影，牆上的巨大螢幕正在運作，你的身體和心理正在重塑情緒重量。

下載進度欄顯示25%。你已通過一個階段，開始感覺好多了。

你現在走向植物園。在這裡的所有植物都很美，你對這樣的美感到震撼，直到你來到一小塊土地前。這裡種了一些玫瑰花，但它們看起來黯淡無光，沒有被好好照顧。土壤乾燥，地面荒蕪，花朵乾枯和凋零。想到玫瑰原本是花園中最美的花朵時，你心裡就感到一陣刺痛。

四周的園藝工具都生鏽了，主人肯定是好幾天沒來了。你看看隔壁的花園，它們是雛菊，雖然不如玫瑰漂亮，但它們被照顧得很好，所以閃閃動人。你回到玫瑰花園，並決定照顧它們。你清除周圍的雜草，澆水並剪掉妨礙它們完整生長的葉子。當你把所有東西都整理好後，花園變得乾淨

而明亮，你可以看到一塊小牌子。這個牌子上面寫著你的名字和姓氏。

這座花園是你的。

你現在承諾會定期來照顧自己的內心花園。你離開植物園，回到機房。你微微打開門，觀想你3D的「自我投影」還在旋轉，下載進度欄顯示50%，你感受到一股強烈的情緒從太陽神經叢散發出來。

你繼續探索對身體的真實認知，走到一個小廣場。這裡有幾間小屋和一所學校。你看向窗戶，希望找到能幫助你理解自己所處位置的人。透過玻璃，你看到有個孩子低著頭，有人正在責罵他。他的手肘撐在桌上，不想吃完盤中的食物。他的父母灌輸他一些扭曲的事實，例如：

「你吃太多了！」
「你看看自己！你會變成小胖子！」
「在正餐以外的時間不准吃東西！」
「把你的飯吃完！」

坐在桌前的是你的內在小孩。在童年聽到所有的這些話都深深傷害了你。你走進家門，感謝父母的努力以防止你變胖、幫助你增重、擔心你吃得不好。你還告訴他們那不是最好的解決辦法，你決定跟他們表達。你坐在小時候的你面前，並擁抱他，然後對他說：

「我知道你很傷心，有時候生命看起來很困難，你需要愛。但是當你感到空虛，需要慰藉時，請你了解食物並不是最好的解決方法。你尋找的

是慰藉，而不是食物。所以從現在開始，每當你經歷那些讓你不知所措、不知如何處理的情緒時，我都會在這裡。那個勇敢經歷了人生各個階段並已經長大成人的我，都會在這裡。我是你可以依賴的磐石。我將是你尋求慰藉的永恆之愛的泉源。所以從現在開始，你可以有意識地吃東西，你的身體會知道如何正確攝取所需的營養，而不再需要儲存多餘備用的養分，現在你是安全的，因為你不再孤單。」

你的內在小孩緊緊擁抱你，並在你懷裡哭了好一會兒。你可以感到身體變輕了。當你離開他時，感覺自己幾乎是在失重狀態：你幾乎漂浮起來。有生以來第一次感覺這麼美好，你可以感覺身體的每塊肌肉、每個關節、每個細胞都和諧地與愛和愛自己的能量共振。你散發著幸福的光芒。

你返回機房時看到剛才的鏡子大廳，你感覺自己已準備好再次進入。這一次，鏡子裡的倒影完全正常。你不帶任何濾鏡、不偏不倚地看著自己，然後平靜地走出來。你再次打開檔案重建室的門，原本期待看到下載完成，但螢幕上卻顯示80%。你皺了皺眉。還有一件事需要處理，但到底是什麼呢？你向前走，看到室內深處有一扇開著的門，你繼續往裡面走。

在裡頭，一整面牆都是螢幕，還有一張椅子等著你。你坐下來，電影開始播放。在螢幕上可以看到照顧你嬰兒時期的人，他們在幫你洗澡。那時你的身體還很小，還在發育中，可以看到組織、肌肉、關節、骨骼、皮膚和細胞正努力幫助你成長。這副身軀默默承受痛苦，只為給你最好的，它為你的靈魂服務，而這個靈魂選擇了這副肉身轉生來到人世。

影片繼續播放。大概是你五歲時，你摔倒而膝蓋受傷，傷口很小，但

你的身體擔心發生什麼事而驚慌失措，就派出最勇敢的士兵——健康的細胞來拯救你。它急忙趕來，因為它擔心你，它希望你安然無恙，身體健康。畫面繼續播放，你看到自己在哭泣、睡覺和吃東西。儘管這一切對你來說似乎很正常，但你的身體也在療癒自己的傷口，因為當你哭泣時，它也跟著你哭；當你吃東西時，它咀嚼、吞嚥、消化；當你睡覺時，它維護你的生命。**就像守護天使一樣，它會守護你一輩子。**

你感到心輪被這個你從未真正見識過的身體深深觸動。這個一直被你壓抑、貶低和指責的身體。

從今以後你與它合而為一。為了你自己，也為了它，你會用美好的事物、良好的能量、善意和很多愛來滋養自己。你心平氣和地離開這個房間，並欣喜看到下載進度欄終於完成，你的重建設定現在已完成。

你閉上眼睛，當你再次睜開眼睛時，又回到這間舒適的小木屋，被柔軟如絲的毯子包覆著。**你感覺很棒，雖然很累，但你感到解脫。**

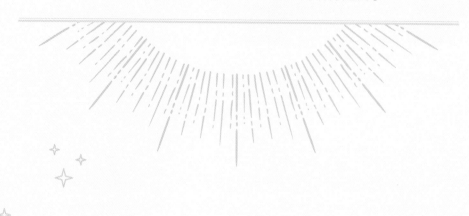

「嗯，誰從未在心情沉重時想過：『沒人愛我』，而就在那時，這顆心正開始它第一萬七千天，每天二十四小時不間斷工作——聽到這種話後，它可能會感到有點被忽視了，對吧？」

莉亞·恩德斯（Giulia Enders），《腸保魅力》

重塑意識

練習1：

眼睛是心靈之鏡

如果你想愛自己並接受自己原本的樣子，有些練習可以幫助你達成，只要藉由心靈重新連結你的身體和你自身的生存之美，這樣你就能提高對自己的容忍臨界點，甚至在時間的推移中，一點一滴地學會完全愛自己。

第一個練習是直視鏡中自己的眼睛：看看你的心靈，它不會說謊。**當你在鏡中看到自己的那一刻，你不能再撒謊，不再被自我超越**，因為眼睛是你的靈魂之窗：回顧你所走過的路、獲得的成就、心中的價值。當你放下一切不屬於你的東西時，就能感受自身的善良，以及在內心深處你帶給自己無限的愛。

每當你對自己有所懷疑時，就重複這個練習，以便重新連結最重要的事物。

練習2：

學會愛自己

這個練習需要用更極端的方式走出舒適圈：如果你無法愛上自己的外貌，那是因為你在逃避它，你不是用愛來看待自己，而是透過當今社會的標準濾鏡，以男性、女性、廣告的觀點為標準，並非用自己的角度來看待自己。

為了進行這個練習，你需要用錄影或拍攝方式自拍穿著內衣的樣子（若你想有更進一步的體驗，則可以裸體）。若你對自己的身體感到非常厭惡或排斥的話，這些照片一開始可能會難以入目，但這個練習的美妙之處就在於：你會日復一日、逐步地馴服自己。

當你拍照時，選一件讓自己感到有魅力的漂亮內衣，挑個喜歡的背景，一個能展現自己的姿勢，笑容燦爛，大膽自戀一番！使用一些配件，如珠寶或髮帶，讓自己看起來更有魅力。使用自拍倒數計時功能來擺出自然的姿勢，看看自己有多耀眼。承認吧，如果你在街上遇見自己，你都認不出自己，甚至心想：「這個人真是光芒四射啊！」

這個練習的目的不是要讓自己看起來像雜誌上的美女，而是要發掘屬於自己的美麗和光彩。你會意識到，隨著你對自己的看法改變，別人也會改變他們對你的觀點。

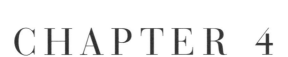

CHAPTER 4

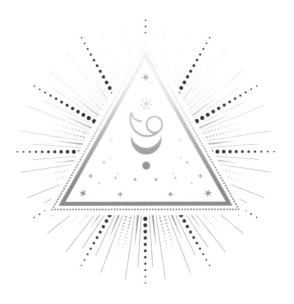

提升豐盛感和
解除限制性模式

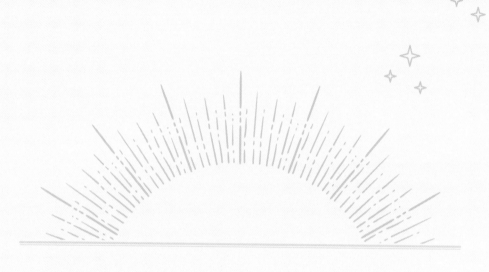

「豐盛是一種放手的過程。正是空了才能接收。」

布萊恩特・麥吉爾（Bryant McGill）

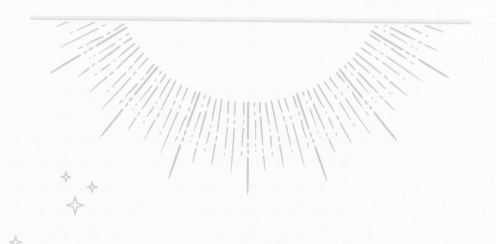

　　與豐盛相關的阻塞很多，也很常見：你的前世可能經歷過貧窮或極富有的生活。在每一世中，你那年輕的靈魂都在測試金錢的力量，在各種機遇中探索著如何大量獲得財物以及如何善用這些財富。這都會留下細胞記憶，如果這些記憶沒被清理，可能會阻礙你這一世的豐盛正常發展。

　　量子物理學以簡單的方式解釋了我們創造與自己共振的事物，例如所有與你從上輩子累積的或者從家族傳承下來有關財富的記憶，以及在童年時建立的信念，都會影響你與豐盛的關係。

　　限制性信念就像以下這些命令式的語句：

* 必須努力工作才能成功。
* 身為工人的兒子是不可能致富的。
* 金錢不能帶來幸福。
* 金錢會破壞家庭。
* 我不配擁有改變生活的機會。

　　這些信念會凍結在你的細胞記憶中。一旦生活經歷過創傷，它就會在**內心深處留下烙印**。例如，一個藉由詐騙客戶而致富的房地產商人，如果他日後破產了，可能會在內心產生一段阻塞記憶，例如「金錢會毀掉我的人生」。如果這段記憶沒有被清理，它就會持續影響他的子孫後代和他自

己未來的日子。

　　這個療癒可以讓你穿梭在不同的維度，與量子實相互動，調整與撫平那些可能造成你阻塞的生活，讓你從中解脫。

　　請深呼吸三次，然後潛入埋藏在你內心的無限可能之域……

解除潛意識的束縛

　　我們決定找出這個阻礙的根源：我們的限制性信念，以及我們錯誤的資料庫。這些會導致我們無法吸引自己真正渴望的東西，也就是所有可能性的空間。

　　當你降落到這個意識層面時，你處於失重狀態。天空很暗，是種深夜藍，當你漂浮時，你會看到眼前令人難以置信的景象。所有可能的場域，都由數百萬條閃亮的銀色線條具體展現在你面前。其中只有一條是紅的，你很驚訝，於是決定拿起那條發光的紅線。

　　你突然被帶入一個實相中，看見自己當前的身體正在閱讀《釋放情緒阻塞的12個練習》，也就是你手中正握著的這本書。你仍然可以看見那條鮮紅色的線在你當前的身體和可能性空間之間閃爍，那裡還有其他數百萬條的銀色線條在更高的意識層面上。

　　你明白自己選擇了這個實相，並在這次療癒結束前必須做出新的抉擇，以選出最符合你靈魂的實相。

　　為此，你將從頭開始做起：解除累世中貧窮和富足空虛的細胞記憶。這些累世的經歷持續留在與我們平行的時空中，藉由消除這些承諾和束縛，你同時解放了自己和所有所謂的「累世」和「來生」。

　　你隨意挑了其中一條線，被帶到一個充滿苦難的人生。在那一世，你從未經歷過任何富裕，毫無情感依託，沒有錢，什麼都沒有。你感到孤單而無所事事。或許有些零星的記憶片段出現在你腦海中：一個地方、一種氣味、一些浮光掠影？

　　那一世的經歷在你的細胞記憶中留下許多情緒和能量糾結。根深蒂固的信念已經形成，而那個實相如真理般深深凝固在你整個身體裡。

　　你面對著代表貧窮和孤寂的「自己」，他看起來也不健康，而我們將簡單地清理這些記憶。

　　你將逐步改變他的實相：透過觀想來更換他的衣物。想像他穿上舒服而溫暖的衣服，**感受他穿上這些衣服時的放鬆和幸福感**。接著，為他換房子，想像他住在一個讓人感到安全的地方，可以選擇一個非常豪華的住所（但非必要），或只要選擇一個適合自己的家。最後，觀想身體四周的氣場，讓它擴張，讓光包圍他的身體，並設定他重生的意向。藉由消除過往的情緒創傷和一貧如洗的相關記憶，便能清理那些你不知不覺放到這個身體的共振。

　　你閉上眼睛，進入另一世。這一世則完全不同，你活在令人瘋狂的富裕中。你的財富數不盡，史無前例的富有，但是你非常孤單，並不快樂。

　　雖然你擁有很多，但你沒有真正的生活。這一世充滿了巨大的悲傷，在你內心深處種下了這樣的信念：金錢並不能帶來幸福。它把你關在一個難以逃脫的金色牢籠。

你抓起兩塊石頭，開始在第一塊石頭上寫下「**豐盛**」，在另一塊石頭上寫下「**幸福**」。

你走向受苦的「你」，那個把金錢與不幸連結在一起的你，並將「豐盛」石頭放在他的左肩上。他身體彎曲，倒在地上，你握住他的手，扶他起來。當你扶著他時，同時將「幸福」石頭放在他的右肩上。

如此平衡後，他站起來並對你微笑。這時你已成功安撫這段記憶，它不會再喚醒你細胞記憶中的任何情緒糾結了。

這些在你平行生命中的量子跳躍，是開始解除細胞束縛和細胞重塑必要的第一步。

現在，我們要一起清理和切斷你可能從跨世代血緣關係中承接而來的重擔。每個家族裡的成員，他們的過往和經歷都會在細胞記憶中造成如雪花般的情緒和能量糾結；有些人只有少少幾個糾結，但有些人則有成千上萬個糾結。由於你無法知道誰擁有哪些糾結，所以**我們將針對你過去六代的家族進行一次全面的清理**。

你面對一幅巨大的畫。在這幅畫中有你父系和母系家族的所有成員。假使你忘了某些人或不知道他們的身分，請不要擔心。只需要用他們在家族裡的位置來稱呼即可，如「曾祖母」或「遠房阿姨」。

這幅畫不需要非常精確，只要將你家族過去六代人的意象（從父母開始）觀想成一個家譜樹狀圖。每個分支都以一條線表示。

你注意到有一些吸引你目光的事物：每個家族成員的腳下都有兩條電線，一條藍的和一條紅的。你在想像中創造出一把具體的剪線鉗，並下定決心切斷你家族血統中與金錢相關的所有負面、阻塞和限制性的連結。

從你母親開始，剪斷她腳下的紅線。剪斷這條線時，你感覺有一種重擔被釋放了；你也如法炮製剪斷父親腳下的紅線。當你逐一切斷這些信念的能量供給時，會感到自己更加輕鬆，對未來也更有信心。在繼續閱讀之前，請花一點時間有意識地切斷每一條線。這種強烈而具有象徵意義的行為，將會影響你的穩固扎根，透過釋放一部分家族血統的阻塞，你就能平衡自己的海底輪。

然後，你決定處理那些屬於自己的限制性信念——那些因恐懼、習慣或任何其他原因而緊抓不放的信念。

現在你可以列舉其中的一些。

例如：

❁ 我認為錢很難賺。
❁ 健康會隨著年齡的增長而衰退。
❁ 必須努力工作才能過好日子。
❁ 真愛很稀有。

你正走向一口又大又深的水井。這口水井裡有滿滿的水，在水井表面上，你可以看見自己微笑的臉。接著，你有意識地用繩索上的小木桶從水

井裡舀水。每次當你倒空小木桶時，都會放下情緒以及與這些情緒相關的記憶。

當你將井水倒完時，水井表面上的笑臉被一張悲傷的臉取代：你再也無法微笑了。**此時你已經抵達情緒深處，那裡是你所有情緒和情感反應的根源。**悲傷的臉再也無處躲藏，因為我們已經清空覆蓋它的東西，現在你暴露無遺。你決定問那悲傷的「你」，究竟哪裡不對勁。他回答說他迷失了，在自己的需求與生命給他的東西之間感到矛盾，因此無法從水井裡走出來。你向他解釋，因為他被困在限制性信念中：在哀嘆自己的命運時，他只能哭泣，並往井裡加水。

從現在開始，他將透過採取具體而明確的行動來吸引豐盛。你遞給他幾塊磚，他沿著水井一塊一塊鋪上水泥固定。每貼上一塊磚，他就上升一層，直到完全走出他所掉落的陷阱。

你明白自己忽略了內心與之共振的情緒因素，這些因素阻礙你所有的豐盛渴望。從現在開始，你將豐盛與行動連結在一起：如果自己不努力，就無法走出生命中不斷出現的陷阱。你感到安心，因為知道自己現在擁有走出困境的鑰匙。

處理完你的情緒後，再來是意識部分：你的心智。**它是最後一塊需要重塑的拼圖**，以便能有意識地吸引你深切渴望的東西。

但在你要求意識給你想要的東西之前，你必須知道自己要什麼。我們來做一個能量觀想的圖畫，讓這些請求的記憶深植你心，並使你能更有力

量、更輕鬆地與自己的願望共振。

在你面前是一個分為八格的互動式畫布，分別是：

* 愛情
* 金錢
* 健康
* 工作
* 創造力
* 身體
* 家庭
* 計畫

這個互動式畫布是什麼呢？對於畫布上的每一格，你需要將它具體呈現，就像電視上的影片，用你選擇的物件或情境來創造一個場景。

例如：對於創造力這一格，如果你希望嘗試繪畫，你就在這一格上投射一段影片，在影片中你被一幅幅美麗的畫作包圍，每一幅都很美，你正忙於投入繪畫，而且靈感源源不絕。

對畫布上每一格主題都做同樣的具體呈現，想像自己完美的實相。

一旦完成這幅畫，你知道自己隨時可以回來這裡，重新沉浸在你請求的能量中，甚至可以調整它們！

這趟清理之旅幾乎快要完成了，但我們還有最後一件事要做：在清理開始時，你在那個可能性空間中選擇的紅線已不再適合你，現在是時候選擇另一個實相了——選擇一個你將被豐盛所環繞的實相。

為此，我們再度回到最上層的意識層面，那裡有數百萬條銀色線條，找到象徵我們到目前為止的生命紅線。你走向那條紅線，剪斷它。

然後，仔細觀察在你身邊的深藍色夜空中閃爍的所有銀色線條。在這些線條中，哪一條最吸引你？

花點時間選擇你的新軀體，你的新生活。一旦選擇了，就拿起手中的線，讓自己被帶入這個新的日常生活。

早上起床，你在哪裡？和誰在一起？是哪個國家？哪個城市？釐清你實相的所有細節。

你淋浴並穿好衣服：你的風格是什麼？你的身體如何？在出門前，你吃什麼樣的早餐呢？

快9點了，你在工作嗎？如果是，請詳細說明每天都做什麼。你的職責是什麼？你為世界帶來什麼？是什麼讓你感到振奮？要具體描述，並想像自己呈現工作上最圓滿的狀態。

繼續你的一天，重溫你的休閒時刻，還有你遇到的朋友以及與家人共度的時光。一旦你的一天結束，將銀色線條融入你自己，並將它放在心

上，完成你在這個實相的回顧。

現在你已經在可能性場域中與這個實相連結了。

這次深入你豐盛之心的強力清理旅程已經結束，有些改變很快就會發生，然而有些則需要更多時間來實現。請放下對結果的期望，並繼續朝著自己的願望採取行動。

每當你有需要時，盡可能常常重讀這段療癒過程，以便與這個改變的正向能量保持一致。

重塑意識

練習1：

定義豐盛的目的

如果你想在生活中迎來豐盛，就必須有個明確的目標來配合。很多時候，許多人渴望財富，但卻沒有把心靈的內在意志放在金錢上。變得富有及擁有許多物質財富，對於來到這個世界是為了進化和體驗人類生活的靈魂來說並沒有意義，重要的是靈魂要透過分享來促成共同的利益。因此，你需要找到自己「為什麼」要豐盛。

為什麼你的心靈想獲得這些豐盛？

這個想法是為了找出所有這些美好事物能為你的心靈帶來什麼，然後再由心靈將這些美好散播出去。例如，如果明天我變得富有，我就不再需要工作，那麼我就可以為智力障礙的兒童編寫教科書。這個理由能讓靈魂將能量投入到它深切關心的事物上，這就是你打開豐盛之門的方式：與你靈魂渴望的事物保持一致。

要完成這個練習，你必須找到一個或多個動詞來象徵你豐盛的「為什麼」。例如，我的動詞是：

寫作

教學

創造

這三個動詞代表無論我是身無分文還是家財萬貫,我都想做的事情,不必擔心每個月賺多少錢。藉由定義對你有共鳴的事物,你會吸引在這個平行現實生活中尚未被開啟的機會,因為之前的你沒有聚焦在對的地方。

練習2:

引發共時性

共時性是指在物質世界中發生的事件與你所提出的某些事物相關。例如,如果我想起一位高中時的老朋友,結果第二天在街角遇見他,那麼這就是我在潛意識裡創造一個共時性事件。一旦我們理解自己能在現實生活中塑造並創造許多事物,就可以享受引發共時性的樂趣,也可以更了解如何運用。這就是為什麼我建議大家做這些小練習,讓大家可以評估自己的進步。

在開始之前,請在每個練習旁邊寫下開始練習的日期,這樣就能估算你需要多少時間來創造共時性。透過一些練習,你甚至可以將這個時間縮短到幾分鐘。

讓一種動物出現

日期

這個練習只需要選擇一種你喜歡的動物（建議避免選擇如貓咪或小狗等常見的動物，這可能會影響實驗效果），例如一隻鸚鵡或老虎。

當這種動物在不經意間以一種自然而然或不可思議的方式出現時（比如出現在電視廣告中，或朋友送你一個帶有該動物圖案的杯子或杯墊等），這個共時性事件就被驗證了。

聽到一首特定的歌

日期

第二個練習與前一個原則相同，選擇一首歌並請求能聽到它。當你意外地聽到這首歌時，共時性事件就被驗證了。

讓自己收到一份突如其來的禮物

日期

接下來的練習非常簡單：要求收到一份意想不到且突如其來的禮物。不用具體指明是什麼或何時收到，當你收到這個小禮物時，你的共時性事件就被驗證了。

喚起一個歷史主題

日期

最後一個練習當然是最困難的。在開始之前，你需要選擇一個對國家或世界歷史具有指標性的主題：例如第二次世界大戰、奴隸制度、冷戰、以色列與巴勒斯坦衝突等。你可以選擇任何一個具有歷史意義的事件，當然不包括目前正在發生的新聞話題。當你的親友開始談論這個主題，或你偶然遇到一篇文章或節目談論這個主題時，你的共時性就被驗證了。

請享受這些練習並反覆進行，直到你能用更短的時間成功吸引你所要求的事物，然後變換你的請求。

練習3：

在完美的實相中描繪自己

最後的豐盛練習將喚起你的想像力：你需要寫下並觀想如果所有的願望都實現了，你的生活會是什麼樣子。

* 你每個月會賺多少錢？
* 你會住在哪裡？
* 你會有什麼樣的房子？
* 你會從事什麼職業？

盡可能詳細描述你的日常生活和你周圍的事物，並感受這個實相就在眼前。即使你不擅長繪畫也不用擔心，重要的是背後的意圖和能量。不妨將這張紙放在床頭櫃上，並經常回顧它。**讓自己沉浸在這個描述中，就像你正在閱讀明天的未來生活一樣。**

CHAPTER 5

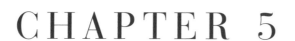

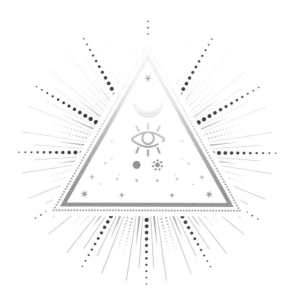

直覺的開展和
心靈的解放

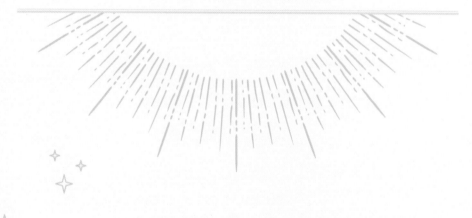

「正因為直覺超越人類的理解，所以必須相信它；
正因為直覺充滿神祕，所以必須聽從它；
正因為直覺看似模糊不清，其實是光亮刺眼的。」

維克多・雨果（Victor Hugo）

這一章專門探討你的直覺和你生命無形的部分。無論是靈媒、順風耳、千里眼或其他能力，這些精微的感官都是你個人擁有的天賦，而且往往是好幾世前就擁有的能力。

這些能力經常處於休眠狀態，因為無所不在的頭腦將它們放在一邊。由於缺乏自信和練習，我們傾向於使用頭腦而忽略直覺。

透過這次在你精微感官的旅程，幫助你重新掌握個人天賦，與深層的自我連結，並延伸到你的直覺。

建議你先定義一個管道，它可以讓你最容易從高我那裡接收訊息。**高我是你最有智慧的部分**，那裡儲存了所有的答案和智慧。大部分的時間裡，我們只用頭腦和自我過日子。有時，在與自己重新連結的瞬間，我們會與高我連結，祂會傳達資訊和重要訊息給我們，幫助我們獲得良好的指引並做出正確的決策。

本章的目的是切換到由心靈最有智慧的部分來主導的自動駕駛模式，這部分心靈不會因為外界的折磨而反擊，也不會因為過去不好的經驗而誤解訊號。目的僅僅是為了盡可能保持裡外平衡一致，以做出正確的決定，並用心感受一切。

　　如果讓頭腦主導生命，它就會做出合乎邏輯的決定，但這些決定對你來說沒有真正的意義，因為它們遵循的是社會、父母或老師的邏輯。然而，直覺會引導你到正確的地方和對的時間，幫助你找到自己，並以最輕鬆的方式全然活在這一世。若你願意，我們就開始第一個互動練習，

　　請盯著下一頁的三個圖像，讓直覺引導你：哪個圖像最吸引你呢？

　　不要試圖讓頭腦介入，正確答案是第一個出現在你腦海中，或是你一直回頭看的那個圖像，就好像你被吸引而無法解釋為什麼。

　　然後再查閱「三種精微引導的管道」，確認你是否找到自己偏好的**精微感官接收管道**。

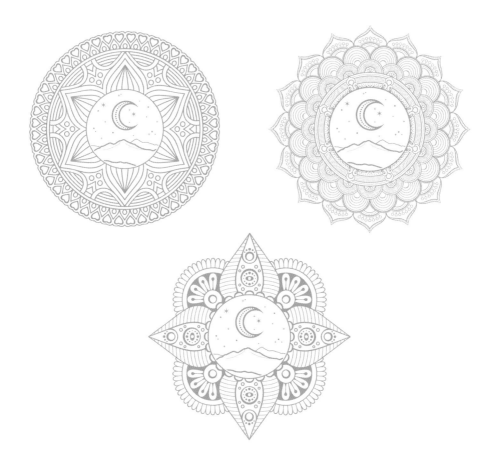

三種精微引導的管道

動覺型管道

如果你選擇動覺型管道的曼陀羅，那麼你就是一個感受型的人。這類型的人跟情緒的連結非常緊密，會記得記憶和回憶的感覺（例如，看到祖父母在學校門口接自己時的喜悅，或是與朋友大快朵頤的幸福感……）你對場所的能量和人們散發的感覺非常敏感。你的詞彙表達充滿了與感受相關的詞：「我覺得……」。

視覺型管道

如果你選擇視覺型管道的曼陀羅，你則是擁有與視覺相關的能力：你喜歡畫畫、做圖表，並且在講話時喜歡被注視著，以確保對方完全理解你，這被稱為遺覺管道。你是個有條不紊的人，喜歡事先計畫和控制一切。記憶和回憶是以場景或特定時刻的快照形式出現在腦海中，你依然能回想起那些場所或顏色的每個細節。你的詞彙選擇圍繞在視覺感官方面：「我看到」、「當我跟你講話時，請睜開你的眼睛！」、「你看到了嗎？」

聽覺型管道

如果你選擇聽覺型管道的曼陀羅，你往往能記住一切而無須做筆記。你會仔細聆聽對方，並且會側著身體聽他們說話，以確保自己能完全理解

對方所說的話。與聽覺相關的詞彙經常出現在你的用語：「你吵死了」、「聽好……」。聽覺型的人會深思熟慮並喜歡慢慢來。你的記憶中包含了聲音或別人曾經對你說過的話，這些都很容易迴盪在你的記憶中。

現在你已經明白這三種不同類型的精微引導管道，並能辨別哪種方式使你能更直覺且更容易**接收來自高我或指導靈的訊息**。

接下來我們將進行第三隻眼的清理療癒，首先是讓頭腦安靜下來，然後幫助你重新連結直覺和心靈。

動覺型管道　　　　　　　視覺型管道

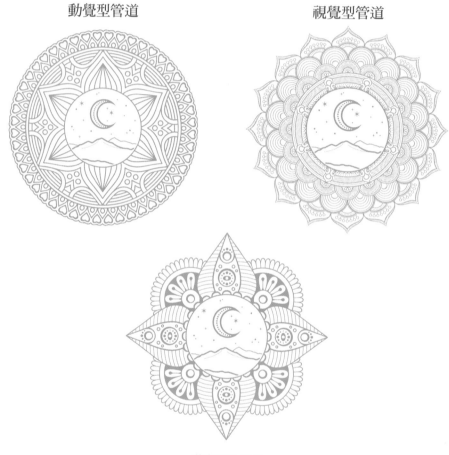

聽覺型管道

解除潛意識的束縛

你可以看到自己的身體以一種向量形式呈現：有個長得很像你的人站在你面前。他可能是卡通的樣貌、電玩角色或者是一個非常真實的形象。這個角色代表你的高我：我們將主控權交給祂，來恢復祂的個人力量。請記住，每當你讓高我掌控時，就會做出發自內心的決定；每當你讓自我掌控時，則會做出反映你痛苦的決定。

你的角色背對著你，他在一個地底洞穴中，腳步的回聲與洞穴牆壁產生共鳴，可以聽到遠處水滴落下的聲音。他轉身尋找出口，摸索了幾個小時，試圖在石壁上找到門或裂縫，但他什麼也沒找到。

這次我們要讓他找到出口，因為這個角色象徵你的心靈，正在努力傳達想法、訊息或警告給你，但都傳不過去，因為你已封閉內在寶藏的洞穴。

現在你有意識地決定反向走回出口的路。你的角色前進，他示意那裡有一堆崩落的石頭。當你第一次經過時，頭腦告訴你這無關緊要，**但這次你會傾聽心靈**，走向這堆石頭。接近時，你注意到最大的石頭上有個刻字：重建。你不明白這是什麼意思，於是你讓高我來思考這個問題，並繼續前行。你的角色繼續往前走，這次他指著一條放在旁邊已損毀的舊繩子。又來了，你之前認為拿這條破繩子沒有用處，因為洞穴外沒有地方可以掛它。但你的高我停下來，你走近並發現繩子上有刻字：提升。

你繼續前行，來到洞穴盡頭的牆壁前，這裡有個你之前不覺得應該拿走的小鳥蛋。但這次你相信自己的高我，讓他接近小鳥蛋。在蛋殼上，你可以看到上面的字：想像力。

你的角色想要隨身攜帶這個小鳥蛋；即使你看不出有什麼意義，但還是選擇相信。他小心翼翼地將小鳥蛋拿在指間，貼近心口。

你轉身離開，將繩子搭在肩膀上，把小鳥蛋貼近心口，然後沿原路返回起點。你有點迷茫，不明白自己應該做什麼，就在這時，**發生了不可思議的事情**：透過傾聽內在自我的訊息，透過相信自己，你意識到自己在無意中找到了解決問題的辦法！

這個小鳥蛋在你的體溫下孵化，小鳥破殼而出並展翅高飛，飛向洞穴的高處，你發現在高處的一塊大岩石後面，藏有一個可以讓你離開的洞口。

你的角色看著圍在他脖子上的繩子，意識到這可以幫他把自己拉起來往上爬，但要將繩子拋到最高處還差了幾公分。這時，他想起之前在石頭上發現重建這個詞，於是他跪在這堆石頭前，開始將它們重新組合。

幾分鐘後，這些石頭堆在一起形成巨大的方塊，讓你的高我能夠爬上去，並將繩子掛在高處。

僅僅幾分鐘的時間，你終於走出來並脫離這個地底洞穴。你明白，從現在開始，即使在最黑暗的地底洞穴深處，在看似無解的情況下，透過傾聽直覺和內在的自我，你會找到線索和訊息，幫助你走出困境。

你的角色現在走到戶外，聞著附近海灘的海風味道。你將透過一個動作來結束這次清理，這能讓你撫平思緒。每當你的思緒處於混亂狀態或當恐懼、憂慮和懸念湧入腦海時，你可以隨時回到這裡。

你的角色正在一片純淨的大海中游泳，突然來了一場暴風雨。你的高我看起來並不擔心，但你卻腦補加劇了雲層、閃電和暴風雨的強度，使得所有景象都變得混亂不堪。你的高我正竭盡所能要穩住保持方向，但祂被捲入一陣不受控制的情緒旋風。祂已無所依靠，並亂了手腳。

我們決定來撫平思緒，並將控制權交還給高我：你的角色朝向身旁愈來愈高的海浪輕輕吹氣，並在他四周擴展出一個平靜安詳的海洋光環。他慢慢呼吸，吸氣和吐氣。**透過呼吸和內心的平靜，他成功地將暴風雨驅離至遠處，推向非常遙遠的地方。**

他邀請你平靜地坐下，伴隨著幾次吸氣和吐氣，日後每當你處於內心風暴時，都可以這樣做來恢復平靜和安詳。

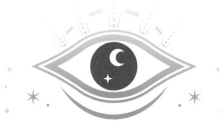

運用直覺，
就是透過心靈之眼來看世界。

重塑意識

現在我們已經完成這次能量清理和重新設定，接下來就能進行互動式練習，在這些練習中，你可以測試自己的直覺。

每個練習中，都有幾個選項可以選擇，目的是將你和你與高我連結的部分建立聯繫，讓在你心中感受正確答案的共鳴。

請依據自己的需求，隨意測試並重複每個練習。若是錯了，請不要氣餒，有些事情需要時間和學習。

做這些練習，你只需要準備一張紙和一枝筆。

對於每個練習，我都會提供可能的答案清單。將每個選項寫在紙條上，把它們折起來，再隨機抽出其中一張紙條，但不要打開。

練習1：

關於危險的直覺

我會提供四個可能的嫌疑人。將他們的名字寫在四張紙條上，像洗牌一樣將紙條均勻打散，然後不看紙條、抽出一張放在你面前。

目標：找出小偷的身分，並練習在未來的交流中感受到可能對你有害、對你撒謊或可能傷害你的人。

可能的嫌疑犯：

✤ **蘿拉，年輕媽媽**
辛苦工作一天，很晚才下班，正在和老公通電話。

✤ **約翰，22歲的年輕人**
在街上閒逛，抽著香菸。

✤ **派崔克，退休人士**
從電影院回來，悠閒地吹著口哨。

✤ **海克特，西班牙遊客**
找不到回旅館的路，正在尋找方向。

接著讀故事，循著指示操作並給出你的回答。

你身處在一條昏暗的小巷。當你在家裡徘徊不安時，你決定出門醒腦、呼吸新鮮空氣。你看了一下時間：晚上九點四十七分。

外面漆黑一片，這不是你平時在街上閒晃的時間，但你迫切需要立即呼吸新鮮空氣。你拿起大衣，戴上帽子。你把家門鎖好，朝市中心的方向走去，踏上開始結冰的人行道。在同一條人行道上，你遇到一位正在打電

話的金髮年輕女生。這提醒了你，你的一位朋友在電話語音裡留言，但你還沒有聽。

為了避開那個把菸蒂扔到離你腳幾公分遠的年輕人，你離開人行道，然後撥打語音信箱號碼。同時，一位吹著口哨的老先生差點撞到你，你閃開讓他過去，手機貼在耳邊。一位拿著城市地圖的男生對你揮手，你決定不停下來，並對他揮了揮手示意拒絕，繼續走你的路。

就在你剛聽完朋友的留言時，一隻手突然搶走你的手機，你來不及反應。在匆忙中你摔倒了，雙手著地撐在地上，等你回過神來，已看不到攻擊者了。

當你站起來時，只看到四個人的背影，他們朝相反的方向走：蘿拉、派崔克、約翰和海克特。**其中只有一個人可能是小偷。請專注於你心的位置，讓直覺告訴你：誰是元兇？聽聽內心的訊息和感覺，讓你內在的對話自由進行。**

選擇答案後，打開那張紙條，看看自己是否猜對。

練習2：

直覺和身體

這個練習有助於重新調整自己與身體的關係內外一致。除了發展直覺外，它能幫助你改善接收訊息的能力，讓你更容易收到那些透過身體傳遞的訊息。

開始測試前，請在七張紙條上寫下七個主要脈輪的名稱：海底輪、生殖輪、太陽神經叢、心輪、喉輪、眉心輪和頂輪。想想它們在身體各個部位的位置，並觀想這七個點為發光的彩色球體。

將紙條折起來並打亂。接著，有意識地問自己哪個脈輪運作得比較不好而需要關注，並隨機抽出一張紙條，將其緊握在手。

閉上眼睛，讓訊息自然浮現。有時可能好一會兒什麼都沒發生，請保持專注並聆聽身體的刺激反應。

這個練習的目的是讓身體能透過身體反應（如刺痛、寒顫、瘙癢、發熱等）來回答你的問題。藉由讓內心產生平靜與安寧，你就能處於接收訊息的狀態，而身體將更容易扮演好傳遞者的角色。

你可以透過改變問題和答案來變化這個練習。正如所有的靈性修行一樣，建議你不要問太多和太常問。這個練習的目的是建立你與內在自我的

溝通方式，並不是強迫自己一定要得到所有的答案。

練習3：

直覺和能量標記

這個練習相對簡單：你將學會如何在無形的意識層面去觀想親近之人的能量訊息。

首先，選擇十個最常打電話聯繫你的人，並為每個人選擇不同的形狀和顏色。

例如：

❊ 將你媽媽與綠色的菱形聯想在一起。
❊ 你兒子是紅色的圓形。
❊ 你最好的朋友是黃色的方形。

一旦完成這個練習，你只需要開啟手機的訊息通知，**等待有人發訊息給你**。

當手機響起時，不要立刻接聽，而是閉上眼睛，讓發送簡訊者的能量訊息自然浮現。這可能會以圖像（動物、物件等）、顏色或形狀的形式出現。

重複這個練習，直到你收到這個簡訊之前，與這個人相關的對應圖像浮現在你腦海裡。這代表你已經足以連結、能夠感受他人對你的意圖。隨著練習的進展，你可以藉由感受人們發簡訊給你的衝動，就能接收到他們相關的訊息。

請記住最後一件非常重要的事：每天都與你的指導靈溝通，告訴祂你希望得到什麼和需要什麼，而最好的溝通方式就是大聲說出來或寫下來。

在睡前，可以在小筆記本上寫下你希望從祂那裡得到的幫助或支持，或者直接敞開心扉與祂交談。進行這些溝通時，不需要任何儀式讓指導靈降臨，因為祂一直與你同在。

另外，如果你在半夜突然醒來，尤其是連續幾個晚上都這樣的話，這段時間可能是你在傳達對自己未來非常重要的訊息，即使你突然想到的點子看似古怪（比如畫畫、唱歌、烹飪），**也要聽從那小小的聲音，因為這些訊息往往是未來的種子，可以幫助你找到自己，理解你應該去哪裡以及為什麼去那裡。**

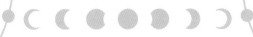

CHAPTER 6

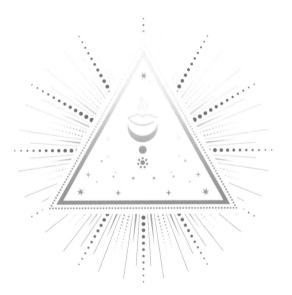

跨世代女性血統的解放

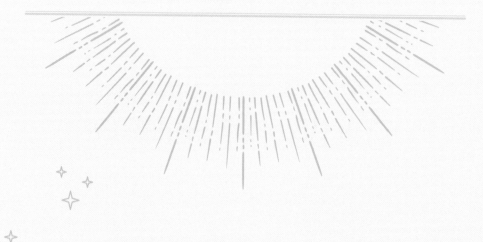

「若是我們了解自己的家譜，
許多事情就會變得清晰可見。」

古斯塔夫・福樓拜（Gustave Flaubert）

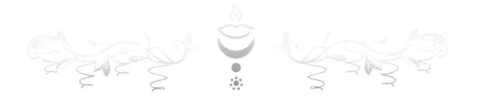

本章改編自梅德奧能量療癒《安卡之焰》（La flamme d'Ankaa）。這項療癒是依據許多女性的見證所打造的，她們在生命各個面向都難以找到自己的位置：性愛、與男性的關係、戀愛關係，或是帶有扭曲的愛情觀。

其中有許多女性屬於亞馬遜女戰士的類型，她們深受父權主宰社會的影響，社會強加給她們被壓抑或過於強烈的性愛。這種男性／女性奴役的模式阻礙她們的全面發展。再者，由於從女性血統中承接大量的細胞記憶，導致她們對男性懷有貶低的看法，將男性（有意識或潛意識）描繪成敵人。

有人可能會誤解這一章只適用於女性。請記得，我們的前世不是單一性別的，我們每個人都曾經扮演過男性和女性的角色。若你是男性，也建議你進行這個療癒。

這個療癒分為幾個部分，幫助你找回自己內心的位置，無須屈服於他人，不用犧牲自己。找回愛自己的原則，這對於要在一段關係中保持平衡或想要維持單身並保持心靈平靜的人來說都是必需的。

解除潛意識的束縛

你剛剛打開了通往內心深處旅程的一頁。更確切地說，是通往你的火焰之心——安卡之焰，它代表你的女性特質、陰（yin）和柔和。

現在你四周空無一物。你所在之處的家具變得模糊不清，你的耳朵隔絕了所有外界的噪音，輕輕地、慢慢地，你的呼吸變得平緩。你感覺非常放鬆，需要讓背部靠在某個支撐物上。

你的肌肉放鬆了，現在你的聲音擁有一種低沉的音調，聽起來既強大又令人安心。這個聲音會在整個旅程中引導你。從現在開始，你將從兩種不同的角度體驗這次的能量療癒：一個是典型的「你」，就是拿著這本書、閱讀這些文字、將直接經歷清理過程的你。另一個是靈性的「你」，那個擁有所需的智慧和洞察力的人，以充分理解即將發生的一切。**清理將對你的身體、情緒、心理產生影響，同時也會影響你的細胞記憶**，這包括累生累世的所有創傷和經歷。

靈性的「你」觀察此世的「你」，並確保一切順利進行。你閉上眼睛，有一瞬間你不知道自己在哪裡，當你醒來時，發現自己在一條農道上，周圍有兩條靜靜的溪流。

在你面前有兩條路。你觀察左邊那條路，沒有任何指示標誌，這條路極美，地上布滿珍稀的美麗花朵，草坪閃閃發亮而清新。有一些動物悠閒

地走來走去，漫不經心地穿過馬路。你可以聞到遠處飄來淡雅的花香。你眺望遠方，但沒人能告訴你這條路會通往何處。

你決定去看看右邊的路。有個箭頭標誌指示行走的方向。你往前走，太陽被雲層遮蔽一部分，天空有幾朵雲，氣溫不熱也不冷。這是石頭路，有些地方有坑洞，但仍然可以行走。這邊的植被不像另一邊那麼新鮮，草已經乾枯，甚至有些地方已光禿了。你望向遠處，看到幾位家人的背影，他們距離太遠而無法聽到你的呼喚。你思考這兩條路：左邊的路非常誘人，但空無一人，而且似乎美得不真實，讓你感到不安。

你最終決定走右邊的路，這讓你感到更安心。當你沉思時，家人已走遠，現在沒有人了，你獨自一人走著，試圖避開坑洞和石頭。你偶爾會跌倒，但每次都會站起來，試圖更加小心地走。

這條路永無止境。你不明白為什麼這麼艱難的旅程不會結束。你坐下來，揉著因跌倒而疼痛的膝蓋，感到孤單無助。突然，你感覺身後有一群人走過來：是你的家人。你鬆了一口氣，站起來奔向他們。其中一位問你為什麼在這裡。你回答說因為你迷路了，所以跟著他們。現在所有的目光都轉向你，你仔細看著他們，注意到他們的膝蓋都布滿了傷痕和疤痕，他們待在這裡的時間比你還長，而且一直在原地打轉。

你明白原來左邊的路才是你應該選擇的路，但由於缺乏標示，你沒有認出那是正確的方向。相反地，你本能地認出了這條充滿石頭而艱難的路，因為你熟悉這個方向：這是你跨世代血緣關係的路。由於害怕改變和革新，每個人都寧願遵循既定的道路，而不去質疑這條路的痛苦和困難。

你意識到，在愛情中所有的挫敗都是不可避免的，因為只要你繼續走在這條路上，就注定會在某個時刻跌倒或絆倒。

你決定有意識地解放「你」自己，以及所有你前世和未來跨世代的血緣關係，擺脫重複而痛苦的愛情業力模式。你象徵性地在右邊路徑的入口放一個路障，然後走向左邊的路，感受這種解脫後的輕鬆感。

你沿著那條美麗且綠意盎然的小路行走，突然有個能量門在你面前打開。你被邀請穿越時空，體驗不一樣的前世。你受到吸引，便跳了進去，落在一個昏暗的房間裡。前方有一張凳子，你走過去坐下。在你面前有一道光投射在牆上，你看到所有的前世一一浮現。

時代和背景變了，但你注意到一些相似之處：有時你是男人，有時是女人，伴侶關係對你來說一直是個考驗。你經歷過被毆打、家暴、被奴役，甚至成為奴隸的女性生活。你對男性的信任蕩然無存，因而對男性極度不信任，並認為男性是有危害性的。你明白自己為什麼很難信任他人，尤其是在這輩子你的信任再度被背叛了。你一次又一次地重複同樣的劇本，卻始終無法逃離迷宮。

你決定原諒那些傷害過你的男人，同時也釋放自己對恐懼和不信任的模式，因為就是這些模式吸引那些傷害來到你身邊。

畫面繼續浮現，這次你看到自己轉世為男性化身。你感受那種無法滿足家庭需求的恐懼，以及身為一家之主的巨大責任。你的喉輪因為感到被困住而緊繃。現在，你明白為什麼自己性格中的陽（yang）性部分需要獨

立，並同情你生命中那些害怕投入、害怕成家或進入關係的男人。你原諒他們這些行為，因為你理解他們的痛苦，並將你的家族血緣以及所有前世的「我」從這些恐懼和阻塞中解放出來。畫面結束，燈光亮起，你看到房間盡頭有一扇門，你走向那裡並走出去。

你進入一個色彩繽紛、奇怪的地方，你注意到這個地方中間有個舞台，四周都是空位。你意識到自己身處馬戲團中，在高處有兩個走鋼索的表演者，那兩條鋼索貫穿整個舞台。

表演開始了。兩個走鋼索的人，一男一女，各自站在舞台兩端。他們深情凝視對方，各自沿著自己的鋼索前進，直到他們到達同一高度。他們似乎墜入愛河；男人做出大動作和翻滾來引誘女人。他們圍繞彼此，來回走動，直到男人接住女人，同時在鋼索上保持平衡。

這對情侶玩得很開心，時時刻刻待在一起，後來女人決定剪斷她的鋼索，因為這對她來說已經沒有用處了。過了一段時間，男人因為一直抱著伴侶而感到疲憊，他想念可以自己翻滾的日子，也懷念以前能獨自在鋼索上行走的時光。於是他決定把她放到邊緣處。他們繼續玩耍，偶爾在途中交會。然而，男人想要在鋼索上跳躍並重新站穩，但女人的重量改變了彈跳的範圍，讓他無法做到。因此，女人決定回到邊緣處並留在那裡。她懷念擁有自己鋼索的時光，但現在彷彿被與走鋼索男人的邂逅所蒙蔽，她把鋼索剪斷，再也無處可去。最後她坐下來，等待走鋼索的男人，難得回到邊緣處跟她打招呼。

觀察這個場景，它勾起你很多回憶。你也是那位剪斷自己鋼索的人，

你意識到自己為了迎合對方，放棄屬於自己的生活、本質、習慣和需求。一旦最初的激情不再，對方繼續像往常一樣生活，而你卻迷惘在等待一個走鋼索的男人犧牲他的鋼索，像你一樣留在邊緣處。

你明白，你們兩人的幸福需要藉由重建你的鋼索、生活、真正的「你」來實現。你觀想當前的伴侶關係，如果你重新繫上自己的鋼索，你會為自己做什麼？在沒有對方的情況下，你會如何找回樂趣和生活的喜悅？當你把鋼索接好了，你離開馬戲團，留下兩個走鋼索的人在各自的鋼索上玩耍和享受。

你走出帳篷，來到一個新的地方。你不認得這個地方，這裡有一串串葡萄裝飾著磚牆。你看到一個巨大的酒桶，閃閃發光的粉紅花蜜從天而降，填滿這個酒桶，但酒桶底部有個洞，導致粉紅花蜜流到地上，失去它所有的晶瑩剔透。你意識到自己正面臨像神話故事裡達那伊德斯（Danaïdes）破洞的桶子那樣的困境。在神話中，她們被判要無止無盡地填滿這個桶子。你不惜一切代價想裝滿這個酒桶，好為自己留下這美妙的粉紅花蜜。

你看到遠處有一個人，便大聲叫他。他走過來馬上幫助你阻止液體流出。你感到如釋重負，直到那個人因為必須以一種不舒服的姿勢將手堵住那個洞感到疲累而離開。當你正要呼喊另一個人時，你意識到沒有人願意一輩子堵住那個洞。即使花蜜很美味，也沒有人願意永遠留在你身邊。

你知道只能靠你自己解決這個問題，就你一個人。於是你在酒桶四周創造一個保護自己和愛自己的紫色泡泡。這個泡泡立刻封堵了洞，酒桶開

始慢慢填滿。你的心輪感覺到一股充實感，感到完整和安心。你不再需要從外界尋求愛來讓自己感覺良好。酒桶現在已經被裝滿了，你將它封存。你知道每當你感受到被遺棄的恐懼、孤獨或不被愛時，都可以回到這個地方，感受這盈滿又被呵護的酒桶帶來的安慰。

你離開這個地方，來到旅程的最後一站：寬恕之牆。

你可以看到這面牆上掛著許多依據你個人經驗創作的肖像。這些臉孔都是那些在當前的生命中沒有尊重你的男性、那些你信任卻背叛你的人、那些在沒有真實情感或信念的情況下，進入你生殖輪私密空間的人、那些讓你背叛自己的完整性、身體或情感幸福的人。

這面牆可能難以面對，因為它只呈現你這幾次慘痛的經驗，例如對愛的極度匱乏以及無法為自己維護的尊嚴。但現在，**你知道你已清理並釋放家族血統和你自己的各種前世經歷。**

你知道你已用愛自己的花蜜填滿心輪，它不再流失，所以你可以原諒那些傷害過你的人，因為他們只是反映你如何對待自己的方式。

當你意識到這一點，你可以看到牆上的臉孔逐漸消失。你感覺有一股重擔從胸口和太陽神經叢中釋放出來，同時，你對自己說：

「我原諒你們。」

最後，你走向牆腳下放置的一支紫色蠟燭。這支蠟燭代表你給自己的

寬恕：你有意識地原諒自己所做的錯誤決定，承認自己曾處於痛苦中，並且在當時擁有的條件下已盡了最大努力。

你讓蠟燭燒盡，這面牆逐漸消散，**你感覺旅程結束了。**你感覺自己重新連結女性火焰——安卡之焰，這是尊重和愛自己的火焰。無論走到哪裡，它都會引導你，並將它的能量傳遞到你日常生活中。每當你感覺失去方向或舊模式快要重現時，都可以召喚它。

現在回到靈性「我」，並帶著同情心和情感觀察身體「我」。它最後一次告訴你，它會在那裡保護你，並透過直覺時時刻刻引導你。你感覺自己回到身體，並慢慢睜開眼睛。

現在，你的安卡之焰能量清理療癒已經完成，可以慢慢伸展身體，並補充水分。

在接下來的七十二小時內，可能會有一些情緒波動。這是療癒的正常反應：被壓抑的情緒重新浮現、被釋放。**無論是悲傷還是快樂，接受這些情緒**都是清理過程中不可分割的一部分。

重塑意識

練習：

定義自己的參考界線

我們常常接受超出自己所想要的事情，那是因為沒有建立一個參考界線。若沒有明確定義自己內心深處真正渴望的東西，我們怎麼知道可以接受什麼呢？

邀請你針對以下每個主題寫出自己的期望：藉由書寫作為媒介，讓自己的內在價值守則變得栩栩如生。每當某件事或某人讓你懷疑自己是否受到尊重時，請重讀這段文字，並只允許讓你事先決定的事情發生。

哪種類型的性生活？

我想要：

哪種類型的戀愛關係？

> 我想要：

即使在伴侶關係中，我不想忽視什麼？

> 我想要：

我期望伴侶有什麼心態？

> 我想要：

哪種關心方式能顯示出我對自己的愛？

> 我想要：

CHAPTER 7

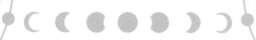

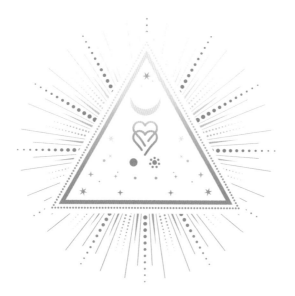

清理情緒上的煎熬

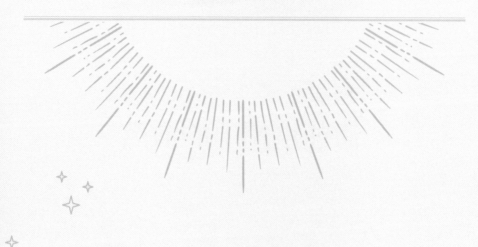

「當我們不再意識自己的情緒時，
就停止了理解自己經驗的意義。」

納旦尼爾・布蘭登（Nathaniel Branden）

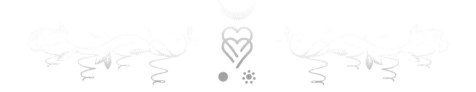

我們每個人都曾在某個時刻經歷過情緒上的煎熬，讓我們覺得自己的心可能永遠無法從中復原。當你設法放下並繼續前進時，情緒創傷最終會在心靈層面癒合，但心輪在情緒體和能量體上仍存有能量裂縫。儘管你願意努力保持正向態度，但這些裂縫就像能量漏洞一樣會耗盡你的精氣。

分手和對愛情的失望必須以二元的方式處理：

從意識軸：請記得，分手總是有充分的理由，沒必要為了一個不適合自己的人，而讓自己在幾個月甚至幾年的時間裡感到痛苦。在這階段需要讓你的心去接受這一點，你也可以反覆閱讀我寫的《謝謝你，混蛋！》（Merci connard）這本書，該書專門聚焦在清理愛情關係中的情緒煎熬。

從潛意識軸：清理那些因失敗的關係而在內心遺留的失望、憤怒、悲傷和無法接受的後遺症。

　　接下來即將進行的療癒可以幫助你閱讀過去關係的紀錄，並只保留其中的回憶，接著毫無遺憾地將它封存。**你將能夠在自己內心找到必要的接納和韌性，不再為了別人而折磨自己**。你才是需要被照顧的人，為第三者哭泣對自己並沒有任何好處。你值得被寵愛和呵護，為此，我們將開始清理你不再需要的東西。

解除潛意識的束縛

在這次冥想朗讀的療癒中，我們將探索並撫慰與愛相關的阻塞記憶，並切斷和清理那些束縛你的有毒關係。

從你心底開始這趟旅程：將一隻手放在心上，聆聽它的跳動。儘管它充滿了苦痛、創傷和騷動不安，但它仍然為你一次又一次地跳動和奮戰。

首先，你感謝它並將愛送給它，以表達所有對它的感激之情。想像有一根粉紅和金色的發光管子從天而降。這管子充滿了純粹的愛，沒有自我，沒有苦痛，它就是充滿活力和修復力的能量。

隨著發光管子逐漸填滿你的心，你可以看到你的心重新塑形、重新勾勒出輪廓，變得更加鮮明。同時，你的心跳變得平靜，感覺像置身於棉花中，輕盈而飄浮。此時此刻，沒有什麼可以將你從這種狀態中趕出去，你感到安詳。當你覺得愛的容器已經填滿時，就可以讓發光管子上升回到天上。請記住，你隨時都可以重新進行這種觀想。

你看到心輪的能量裂縫就像一塊逐漸失效的小橡膠補丁，正讓你剛剛注入發光管子中的能量逸出。我們將傷口一個一個填補起來，並好好包紮。接著走向那個看起來最大的裂縫。

這時，有哪一張臉孔在你不假思索時自然浮現？是前任伴侶嗎？還是

老朋友或家人？當那個傷害過你的人的臉孔出現時，你可以召喚你的高我。祂是你最明智、最無私的一面，祂理解這一世發生的大小事和課題，而不做任何評判。你可以按照自己的想法將你的高我具象化。我個人喜歡以瑪雅人的特徵想像自己的高我，穿著和化妝都按照印第安人的傳統，但這是個人喜好，請選擇最能與你共鳴的形象。

抓住你的高我的手，把這個痛苦交給祂：在你手中出現一把充滿痛苦能量和情緒的匕首，它是你受傷的根源。一旦交出這個痛苦，就問問祂這次經歷之後要理解的教訓是什麼。

你可能會得到一個明確的回答，看到一些圖像或感受，甚至是快速閃現的思緒，或者你可能什麼也沒有感覺到。請閉上眼睛幾分鐘，讓訊息自然湧現。

如果什麼都沒出現，請不要強迫自己，我們所經歷的教訓並不一定需要意識到才算獲得。我們的潛意識接收大量的刺激和訊息，然後以它自己的方式加以處理。

一旦處理完這個痛苦，你可以看到它直接在心輪上自行痊癒：傷口立即癒合，很快就看不到任何傷痕了。

請對每個出現的傷口重複這個練習，直到你的心輪恢復如新。

你剛剛完成了修復癒合的部分。然而，在你能夠繼續前進並重新向他人敞開心扉之前，還有個必要且重要的步驟，那就是切斷與你前任伴侶的

所有聯繫，這是為新的能量騰出空間。

現在，你來到一個昏暗的房間，四周有幾十面鏡子。透過微弱的光線，你的倒影遍布整個房間。突然，每面鏡子中都出現發光、鮮明的霓虹色人形，有些相同並出現很多次。從你心輪發出的霓虹色光繩，把這裡出現的每個人形相連在一起。

你可以感受到這個房間裡每個靈魂所分享的歷史和過往。有些靈魂你已認識幾十輩子了，你們的關係時而幸福、時而崩壞。你決定只保留與他們共享的經歷和愛的部分，並下定決心切斷你與這些靈魂相繫的所有能量、有毒情緒、負面或痛苦的連結。

在你右邊有個小工作台，上面放著三種工具：一把小剪刀，用於剪斷那些對你影響很小或幾乎沒什麼影響的短暫關係；一把鋒利的切割刀，用於切斷那些你有時不願放手的關係；一把圓鋸，用於斬斷那些非常依賴或有毒的關係，你在其中迷失並無法自拔。

在你面前的每面鏡子裡，那些剪影在觀察著你。你可以有意識地開始清理：看著鏡子和鏡中的形體，然後拿起自然來到你身邊的工具。你不需要知道這段關係今生與誰有關，即使有時可能會浮現一些人的臉孔。接著，拿起工具，切斷連結你的霓虹色管線，並將意圖放在解放自己。

對每面鏡子做一樣的事。
若這次清理讓你感到疲倦，請休息一下或稍後再繼續閱讀。

一旦這個階段結束，我們將有意識地重新開啟心輪。

就像一棟封閉、拒絕再向任何人開啟大門的房子，你關閉了通往幸福的大門。請觀想一棟與你相似的房子：正面有六扇窗戶，全都關著。房子看起來很簡樸，你決定從現在起讓光線進入。你走進屋內，開始把每扇窗戶整個打開，百葉窗也全部打開，空氣開始流通，改變了這地方的能量。

淡粉紅的能量充滿每個房間，並淨化了內部空間。當一切都清理乾淨，你正準備下樓時，突然有人敲門。你快步下樓並開門，結果你遇見了「信任」，它希望進來並在你家安頓下來。你開心地迎接它並邀請它選擇一間房間。在它身後，另一位客人來了，你好奇地跑去門口看看是誰，你遇見了「寧靜」。緊隨其後的是從小門進來的「堅韌」和「放手」。

每位賓客圍坐在餐桌共享一頓美食，但你注意到有一張椅子是空的，有人缺席了。你希望全員到齊，於是你親自去開門尋找拼圖中缺少的那一塊，那位在這溫馨時刻中缺席的客人。你打開門，遇見了「愛」，它張開雙臂，緊緊擁你入懷良久。你可以感受到你們之間的和諧與融合。

你想在這個地方待多久就多久，並且在你需要時隨時回來。**現在，你的心輪已經充滿了新的能量。**

重塑意識

練習：

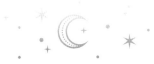

在這個練習中，請拿一張紙和一枝筆，寫下一句話：

「我應該為……而哭，因為……」

在這個練習中，你需要寫下所有你應該為那些至今仍讓你不快樂的關係哭泣的理由。完成練習後，請閱讀接下來的指示。

當你讀到這一段，表示你剛剛完成了「我應該為……而哭」的清單。這個練習叫做「反其道而行」，如果你重讀這份清單，你會發現：

✤ 要嘛你什麼都沒寫，因為你想不出有什麼好說的。

✤ 或是在你重讀清單時，你發現寫下的句子並不真實，比較像是頭腦為了要掌控你而編造的謊言，這些句子甚至對你來說可能完全不合理。

「自我」喜歡你處於悲傷的狀態，因為這讓它覺得自己很有用，在它的陪伴下，你會感到抱怨和猶豫不決。然而，從現在開始，我們再也不想停留在這種能量中，我們想要睜開眼睛。

讓我們舉個典型的範例：

❋ 我應該為喬納森哭，因為我愛他。
❋ 我應該為喬納森哭，因為我想成家。
❋ 我應該為喬納森哭，因為我內心深處知道他仍然愛著我。

當你重讀自己的回答時，可能會意識到你的回答並不是基於事實，因為若是根據事實而不是依照情緒來回答的話，你可能會這樣寫：

❋ 我不能為喬納森哭，因為儘管我愛他，但這份愛並不是相互對等的，我值得一個真正愛我的人。

❋ 我不能為喬納森哭，因為我想成家，但不是跟一個不確定是否想和我共組家庭的人。

❋ 我不能為喬納森哭，因為不管他愛不愛我，事實是我們已經不在一起了，而這一切都其來有自，這次分手並非偶然。

我們無法選擇事情如何發展，尤其是在一般戀愛關係中，關係的一半取決於另一方，但**我們可以選擇自己想要如何看待事情的角度**。

CHAPTER 8

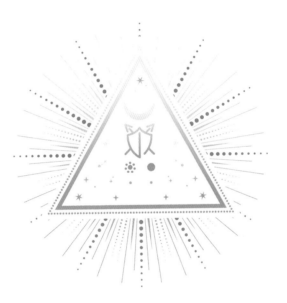

擺脫有毒關係

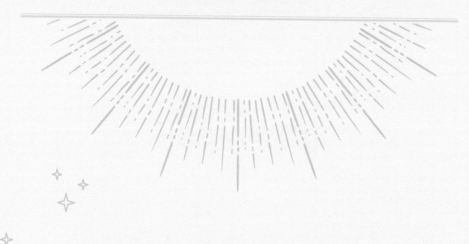

「別讓思維負面又有毒的人租用你腦袋的空間。
若有必要，請提高租金或把他們趕出去。」

羅伯特・圖（**Robert Tew**）

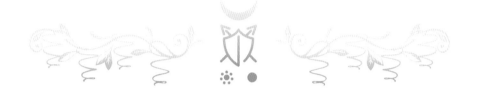

　　如果你曾經歷過有毒關係的創傷，現在你可以用語言來描述這種類型的**關聯性**，因為有毒關係現在已攤在陽光下討論。過去談到難以相處的人時，人們可能會使用「性格怪癖」、「完美主義者」或「衝動」等詞語，但現在，有毒的人被揭露出來，「病態型自戀」這個說法變得廣為人知。這些破壞性的關係為那些難以放下的人帶來深深的傷害，使他們與令人暈眩的地獄擦肩而過，墜入自我迷惘的深淵……然而，有毒關係卻教了我們成長進化的珍貴祕訣。

　　專橫的老闆、剝奪自由的情人，甚至是居心不良的朋友……有毒的人並未真正意識到自己的狀態。他們是自尊深受傷害的人，在童年時苦於愛的匱乏或是有時對愛的需求永無止境。因此，除了採用目前的行為模式外，他們沒有其他的行為準則可以參考。我們並不是在為他們的可惡和破壞性行為辯解，但強力解放的關鍵之一是同理心：理解每種有害的行為或態度背後，都隱藏著一個不知如何擺脫這些痛苦的人。對他們而言，最簡單的方法就是將自己的種種不適轉嫁到另一個充滿陽光的人（你）身上，從中汲取他們無法在自己身上找到的所有能量、愛和善意。

　　若你曾與有毒的人相處過，肯定經歷過以下症狀：失去自信；心與腦脫節；自尊心低落；害怕做自己；以他人的期望來形塑自己（品味、理想、原則、價值觀的改變）；情緒起伏很大，時而極度歡樂又幸福，時而爭吵不休；對這種虐待上癮、難以從這種處境逃脫；焦慮；無法規劃未

來；孤立；與親近的人疏遠；感到羞愧；心理疲憊不堪。

有時我們甚至會在不同的情境中經歷很多次的有毒關係，這些考驗是為了讓我們明白自己的價值，並確立真實的自我。這些破壞性的關係為我們提供了擺脫他人觀點和看法的機會，以便確實找到自己，提升自信和自尊，任何人都無法動搖。結論很簡單：若你努力培養愛自己和自尊，就不會再吸引這類型的人，其原因很簡單明瞭，因為你散發的氣場對他們來說太強大了，所以他們寧可去尋找能量更弱的受害者。

透過接下來的能量療癒，你將能澈底切斷與你過去連結的這些關係。這樣就可以開始建立自己內在的堡壘，讓它堅不可摧。

解除潛意識的束縛

　　你睜開眼睛，環顧四周，一切都很昏暗。牆壁是用厚厚的石頭砌成的，只有一個小小的老虎窗讓光線透進來。你的手腳都被很粗的鐵鍊綁住，勉強能移動四肢，但你寧願保持趴著的姿勢。你在這冰冷不舒適的環境裡感到孤單和迷惘。

　　你想知道自己在這裡待了多久，並感到恐慌：誰會想留在這種地方？

　　當你試圖挪動鐵鏈並尋找出口時，看到有一隻手穿過老虎窗的小縫隙：那是你的伴侶。他手裡拿著一個半滿的小瓶子。你抓起小瓶子，一口氣吞下裡面的東西，然後再次陷入昏迷，繼續睡覺。你的意識不再停留在這陰暗的牢房，而是設法從這個地方逃脫。為了成功切斷那些將你與這個病態型自戀者或其他虐待你的人綁在一起的有毒關係，你將進行一次能量清理和釋放的小小啟蒙之旅。你的身體和心智留在房間裡，但你的靈魂卻沒有任何限制，沒有任何邊界，它會去尋求自己的解放。

　　你的意識繼續上升，飄向一棟大型的白色建築。建築物的正面寫著「科學實驗」。你被它吸引目光，出於好奇而決定進去一探究竟。裡面正在進行一場大型講座，有個科學家在他面前擺了兩個砂鍋，學生們靜靜聆聽。**黑板上寫著「兩個砂鍋的實驗」**，你仔細一看，看到籠子裡有兩隻老鼠。科學家開始做第一個實驗，把一隻老鼠丟進裝滿沸水的第一個砂鍋。老鼠被輕微燙傷，但很快就驚慌失措地從水中跳出來。科學家衝過去幫老

鼠療傷，並將牠放回籠子。大家都在觀看，滿心期待實驗的後續發展，卻不太明白接下來會發生什麼事。接著，科學家抓起第二隻老鼠，把牠放進第二個砂鍋。這次老鼠沒有反應。你明白因為水是冷的，所以牠沒有什麼好怕的。過了幾分鐘，第二個砂鍋裡的水突然開始沸騰。科學家逐漸增強火力，水沸騰了，但**老鼠沒有顯現任何抵抗的跡象：牠不再動彈了。**

科學家停止實驗，進而照顧那隻有輕微燙傷的老鼠，然後把牠放回籠子。最後他解釋這個實驗的機制：若是突然遭逢某種劇烈而痛苦的事情，你會像第一隻老鼠一樣從砂鍋中跳出來，你的求生本能會發出警報。相反地，若是慢慢給你施加痛苦，一開始很輕微，然後逐漸增強，你的心智將不知如何逃脫。那是因為一方面心智會習慣逐漸增加的痛感，另一方面，當疼痛達到頂點時，你就會變得無法動彈了。

這隻老鼠，是你。

這個實驗是真實的。在心理學用來證明有些人在日常生活中操縱受害者時，所展現的屈服心智的力量。你就是那個無助的小動物，承受這些看似微不足道但慢慢變得不人道的折磨。從現在開始，你的心智將會用這個經驗來轉換它所經歷的一切，並在出現第一個跡象時，就能跳出砂鍋以保護自己。

離開前，你看了一眼籠子：老鼠們已經沒有任何傷口，牠們已經完全復原了。

你從這所實驗室走出來，感覺變得更堅強，並理解這次清理的最重要

概念之一就是：所遭受的每一種痛苦，即使很輕微，都是不能容忍的，不要再讓任何人有機會操弄你。關於你心智部分的清理已全然完成，但你還需要解放你的身體，並從你的所在之處逃脫出來。

你回到自己的身體並睜開眼睛。小瓶子的效力開始退散，你感覺好多了，你站起來，重新開始尋找離開這裡的方法。

再一次地，你的伴侶或前任伴侶透過老虎窗伸手過來，遞給你一個小瓶子。你幾乎準備抓住它並一飲而盡，**但現在的你已經不一樣了**，你的內心有所警惕。於是你檢查小瓶子，並大聲讀出瓶裡的內容：「愛」。這就是為什麼你沒有解開這些鐵鏈，而耐心等待這些只有在每當你決定逃跑時才出現的少量愛的解藥。你撕開小瓶子的標籤，看到瓶裡真正的內容：「依賴」。

原來這幾週、幾個月甚至幾年來，你都堅信自己會得到愛；確實很少，但你滿足於此。然而實際上你只是在吸取依賴的血清。這讓你有被愛的感覺，並捨棄所有逃跑的努力，你以為自己所接收到的愛的感覺是如此令人安心。你拿起小瓶子，有意識地把它丟出老虎窗，下定決心不再依賴任何事物。房間開始自己旋轉，牆壁消失了。

你已經解放了自己。

正當你以為自己已經走出來時，你很快就認出藏在牢房後面的地方：一座迷宮。這個迷宮就是你思緒的混亂狀態。病態型自戀的人會不斷地讓你感到困惑，擾亂你內在信號與靈魂的深層連結。想要離開這裡，你需要

學會獨立思考，關注自己，並相信自己。你需要重新成為自己，把那個依賴又脆弱的自己拋在身後。

地上有三種不同顏色的線，分別是黑色、粉紅色和白色。憑藉著你清晰的意識，現在你可以從高處俯瞰這座迷宮：黑線沒有通往任何地方，它在迷宮中四處延伸，但並未通向任何地方。它代表病態型自戀的人對你施加的心理折磨：在你思緒中播下混沌不安的種子，使任何試圖逃離的努力都變得不確定。你試圖逃脫，卻無法成功。最後你總會再次掉落回到迷宮，筋疲力盡，重新拿起小瓶子。

你拿起地上的剪刀，有意識地剪斷那象徵別人對你進行思想操控的黑色連結。你漸漸恢復清晰的思緒，然後抓起粉紅色的線並跟隨它。經過幾次彎路後，你發現它通向源頭。**這裡是你的心輪，是無盡的愛之泉源。**

你甚至不再需要小瓶子，就可以直接在能量中汲取愛。在這裡，愛是很充裕的，就在你心輪裡面。現在只剩下白線了，這是意識覺醒的線。你沿著閃閃發光的白線走，很快就找到出口了。

你頭也不回地離開這個地方。現在已解決內在的問題，在能量和情感上，這個問題跟你過去吸引的有毒之人有關。現在，你已改變自己的振動層次，因此不會再吸引這類型的人了。

你還是想做個測試，讓你的伴侶或前伴侶（病態型自戀者或有毒之人）在你面前具象化。以前，你可能會感到一股吸引力和一種失落感，但現在只剩下漠不關心。你開始同情他，理解這個人內心的痛苦以及他為何

對別人施加病態型自戀的行為來緩解自己的痛苦。但你不再感受到他的愛了，你祝福他好好照顧自己，並毫無遺憾地離開。

現在，你已完成你的旅程並從有毒關係中解放出來，你的心輪現在可以允許自己去吸引善良和充滿愛的人了。

重塑意識

練習1：

淨化居家環境

　　如果你曾經和有毒之人交往或建立友誼關係，那麼你就會接觸到降低你整個振動頻率的能量，特別是如果這些人曾經進到家裡或與你同住。這些能量是從你的絕望、悲傷和恐懼汲取養分的實體；每當你滋養這些感受時，它們就會根植愈深。這個練習的目的，首先是要盡可能清理那些徘徊在你個人空間積聚的負能量。

　　為了淨化你的居家環境，你需要準備一束鼠尾草或祕魯聖木（可以在神祕學的商店或網路上找到）。這種藥草束用於熏香，只需點燃它的前端即可產生淨化的煙霧。將窗戶全開，讓所有殘留的能量和情感向外排出，並小心謹慎地用鼠尾草熏過每個房間。將煙霧熏向每面牆的角落，從底部角落開始，沿著牆的底部角落邊緣熏向上方的角落，始終握著熏香束沿著牆壁邊緣移動，最後將每個邊緣角落都處理到。

　　用這種方式淨化家裡所有的房間。每當你感覺被負能量包圍時，請不要猶豫，可以常常重新淨化。

練習2：

整理

　　如果你曾經與有毒之人接觸過，你可能會收到他們的禮物，或仍然擁有屬於他們的或與他們的記憶相關的物品。

　　在可能的情況下，建議你處理掉所有與這些人有關的東西，以避免每次看到這些物品時重新喚起與他們相關的記憶。

　　如果你因為它本身價值不菲（如沙發、汽車）而不想丟掉這些物品，那麼你可以用鼠尾草來淨化，以去除殘留的負面印記，並盡量以新的物品樣貌來繼續持有（例如用不同顏色的毯子覆蓋沙發，或在汽車內添加座椅套或裝飾品／貼紙），目的是為了改變你與這些物品的能量和關係。

練習 3：

記錄有毒關係如何進入我們生活的途徑：

最近的伴侶是透過哪些隙縫進入你的生活？

* 缺乏自信？
* 害怕被拋棄？
* 難以忍受的孤寂？

列出那些讓你接受這類型人的原因，以便在未來遇到時更能辨識，避免重蹈覆轍：

CHAPTER 9

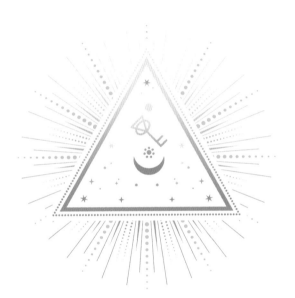

釋放與性虐待相關的記憶

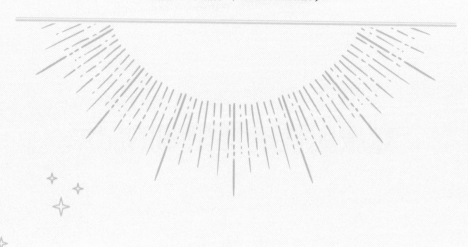

「韌性喚起創傷後的復原。它指的是人類由
對抗、整合,從逆境經驗所轉化的能力。」

瑪麗・安諾(Marie Anaut)

本章專門探討一個非常棘手的議題，不幸的是，它所涉及的事實已變得非常普遍。性虐待也包括不當的觸摸行為和性騷擾，這種情況同樣都會發生在男性和女性身上。

有些讀者可能會刻意跳過這個章節，但請記住，你的細胞記憶包含了所有前世的總結以及血緣關係裡的創傷。因此，即使這一章節可能與你沒有直接相關，但也許仍有一些對過去的模糊記憶需要清理，以澈底擺脫這些影響。

這個療癒會引導你一勞永逸地關閉潘朵拉盒子以及蘊含其中的所有能量和情緒。今天，你將與明天相遇，昨日已成過去，藉由擺脫不再屬於你的一切，你將能繼續往前邁進。

解除潛意識的束縛

你睜開眼睛，發現自己身處在一個巨大的棉花球體裡。橘色調讓人倍感親切，彷彿有種在雲端上漂浮的感覺。你轉過頭，認出這是子宮：生命的創造之地。那是你度過九個月的地方，被母親「照料」和寵愛。**這個令人安心的地方讓你感覺沒有任何東西可以傷害你。**

你站起來，向前穿越這個球體。你知道，為了讓它重新變得令人安心、充滿溫暖，你需要清理所有過去身為男人或女人而遭輕蔑的細胞記憶。這些人可能是你身邊的人、家人，甚至是世界各地的陌生人。這次的旅程特地聚焦在與父權體制相關的虐待，但如果你曾經被女性虐待，那麼你完全可以調整文本的含義，將它變成符合自己的情境。

你感到一股暖流環繞著心輪，你將自己作為女性所經歷的性虐待經驗融入，目的是要澈底清理這個不健康的男性至上的集體意識形態。當前的能量正在掃除之前的負能量，目的是為了迎接一個更公正、更美好、更平等的新世界。

你這一世的化身和此生的經歷是自己選擇的，目的是為了有所作為，改變事物。你內在某些東西正在覺醒，一扇因為情緒而緊閉的門突然鬆動了，你將深入你的下意識。為此，你進入一部灰色電梯。它無聲無息地帶你到達目的地。抵達地下一樓時，你發現自己面對著一扇剛倒塌的門。一股洶湧的洪流摧毀你周遭的一切。建築物被水淹沒，沖走家具，牆壁開始

崩裂並漸漸侵蝕。

你繼續前行並回到電梯，來到地下二樓。這裡沒有水，只有一片漆黑。你摸黑前行，什麼都看不清楚。你站在那裡，不知所措地駐足好一會兒，樓層的門突然打開，跑出一群蒙面人。他們一身黑衣，默默走過，沒有與你眼神交會。他們的面具戴得密不透風，幾乎看不清他們的眼神。你決定逃離這個陰森之地，朝地下三樓走去。

這裡有股不尋常的氣味，雖然四周看似一切正常。突然間，你察覺到氣味的來源：一陣劈啪聲告訴你，火勢正在襲擊整個建築物的北半部。

你跑向樓梯，因為電梯已無法使用，必須走樓梯爬上三層樓。你步上一個接一個的台階，最後整個人筋疲力盡。一步又一步，你感到身體努力要逆行而上，卻無法動彈，某些更強大的東西阻擋著你，你想放棄。

有時，我們不應該逃避問題和最深的恐懼：我們必須面對它們。於是，你下了樓梯，因為你決定搭乘電梯：從現在起，你將不再受苦，不再因為想逃避內心正在發生的事情而感到筋疲力盡。

你在門上狠狠踢了一腳。火勢已蔓延到整個地下三樓。你凝視著舞動的火焰，從中找到自己的憤怒，還有這種糾纏你的不公正和「為什麼？」的感覺。這種憤怒已不再屬於你，你穿越火焰，火焰卻無法傷及你，而你安全無虞地回到電梯。

一個信號顯示你已經回到地下二樓。這次房間不再一片漆黑，那一小

群戴著面具的人擠在角落。因為你的出現，他們看起來很恐慌，你身上散發出的光芒如此明亮，以至於整個房間被完全照亮了。你走向那群人，一個接一個扯下他們的面具：你剛剛消除了羞愧感。那些曾經熄滅你的光環和自然之光的羞愧感，現在已不再存在。你讓每件事物都回到了它本來的位置。你賦予自己自由。

你立即離開，結束停留在這難以忍受的地方。電梯泡在從地下一樓傾瀉而下的水中。你決定不再逆流而行，就讓自己隨著狂暴的水漂流。你現在在游泳，波浪推著你，時而向左、時而向右。過了幾分鐘後，你注意到水流逐漸減弱，直到完全停止——現在你已疏通並平衡了自己的情緒。透過接納和放任自己被水流帶走，你放下了痛苦和悲傷。

你帶著輕鬆的心情回到一樓，重新落入柔軟而明亮的子宮，你想在那裡多待一會兒，但你還沒有完成自己的解放。你坐電梯來到二樓。這裡有個奇怪的物體，一團紅色毛線繞在一個金屬圈裡。從這團毛線拉出各種纏繞在一起不同顏色的線，所以你不知道這些線是從哪裡開始或結束。你靠近一看，發現這個就是你細胞記憶的狀態：你被一大堆事情糾纏，而你自己的線被纏住，完全解不開。於是你拿起右手邊桌子上的剪刀，開始剪斷各種顏色的連結：

✤ **紫線**
    在累世經歷過所有的性虐待記憶：剪斷。

✤ **黃線**
    所有與性虐待經歷相關的情緒：剪斷。

✹ 綠線

所有關於自我貶低、自我排斥和孤立的記憶：剪斷。

✹ 粉紅線

血統中所有女性經歷過性虐待的跨世代記憶：剪斷。

✹ 黑線

所有的恐懼，害怕這種事情會再發生的記憶：剪斷。

最後只剩下一團糾結纏繞的紅線，其他線則散落在地上。你拾起這些線，打開房間的落地窗。夏日微風輕撫你臉龐，你伸出手，感謝這些記憶曾經在某些時刻幫助過你，並將它們釋放到風中。它們在空中旋轉飄舞，最終銷聲匿跡。

現在你已完成情緒和細胞記憶的清理，接下來必須上去最後一層樓，那是你最害怕的樓層。你按下前往三樓的按鈕。電梯門打開。你面前有三個人：冒犯你的人，站在你正對面，戴著黑色頭套。他看不到你，也不知道你在那裡。在他左邊是瑪麗安娜（Marianne，法蘭西共和國的象徵之一），代表正義，在他右邊是利伯塔斯（Libertas），代表自由和性解放的羅馬女神。

現在，面對那個曾經傷害你、羞辱你、讓你失去自信、造成你性壓抑或縱慾的男性能量，你可以賦予自己原諒和自由。今天是你為自己取回亞馬遜女戰士能量的一天，你可以放下那些男性未能得逞的計謀──試圖壓制你的光芒和女性力量。

當你覺得自己準備好了，就可以摘下這個曾經傷害你的人的頭套。你終於可以完全向他展露你內心深處的一切：當時的感受，以及這個創傷對你生活的影響。這是個發洩的時刻，讓你的內在小孩說話。讓他從痛苦、背叛感、失去身分認同和迷惘中解脫出來。當你感覺對他說完所有話之後，讓你的靈魂（你多維度存在的成人部分）說話。接受你選擇這一世的化身和人生考驗，找到惡夢背後那扇愛麗絲夢遊仙境的小門：這個事件在你身上揭示了什麼？因為就像鑽石成形的過程，你被拋光，光芒大幅增強，你的使命比以往任何時候都更加明確。你可以利用這段對話說出你需要的一切，也可以要求冒犯者道歉。一旦這次對談結束後，你就不會再跟他打交道了，他將永遠消失。在這次經歷中，你只保留自己散發而出的燦爛光芒。

當你準備好時，請求瑪麗安娜伸張正義，她會把冒犯者帶到船上。當他逐漸從你視野中消失時，你感到所有的痛苦都隨著他登上這艘船後一起離開。只剩下利伯塔斯羅馬女神，她牽起你的手，將她無所畏懼的能量傳遞給你。你的障礙和顧慮一下子都解除了。你已被解放，生殖輪不再受任何人控制，可以讓自己自由享受快樂而不感到內疚，可以選擇一種帶來尊重和自愛的性生活。

走出這層樓時，你會感到解脫而平靜。你回到一樓，找到子宮，在這舒適的地方，沒有什麼可以傷害你。你躺在裡面，讓自己沉浸在環繞你的母性能量中。你可以在這裡停留幾分鐘，呼吸，以便從這次強烈的釋放恢復平靜與祥和。

重塑意識

練習：

以水淨化

　　處理性虐待後續的影響時，首要之務，是確保受害者從頭到尾都有心理師的持續追蹤，以便能釋放受害者內心所有的情緒和沒有說出來的隱情。然而，正如你在本書這個階段應該知道的那樣，情緒能量方面也包含許多需要釋放的東西。

　　水是極佳的淨化元素，可以釋放、解救並撫慰你的精微體。例如下雨時，你可能會感到極度悲傷或整個人的振動頻率下降。這種現象一方面可以解釋為天氣對心情的影響，一方面也因為是下雨天，你正在經歷能量淨化。

　　所有情緒和你試圖否認存在的東西都會顯露出來：你封閉在盒子裡的一切以及在內心深處傷害你的東西遲早都必須拿出來。這些淨化在情緒層面是艱難的，我們會感覺沮喪、不舒服，但俗話說「雨過天晴」，我們身體的各個部位正在重新啟動，以便可以好好地重新開始。

　　這個練習可以在泡澡或淋浴中進行，視你的設備而定。首先，確保你覺得準備好時再開始，不要勉強自己，要注意身體的信號：

當適當的時機來臨時，你會感覺到。 在這個象徵性和儀式性的泡澡中，你會放下舊的自己，那個承載著禁忌、羞恥和內疚的自己，然後你將以一種全然不同的能量狀態重新出現。

首先，讓淋浴的熱水流過你的身體，或者泡進一個夠熱的浴缸中，讓自己感覺就像在子宮裡一樣，當時你還沒出生。閉上眼睛，觀想自己是個胎兒，還未經歷過這次創傷，對即將投胎轉世到這個世界感到快樂和輕鬆。在你周圍開始出現一些小小的、容易溶解的肥皂，它們各自有不同的名字。**選擇那些最觸動你或在太陽神經叢／腹部喚起你沉重感的肥皂。**

✳ 性虐待	✳ 仇恨	✳ 不公正	✳ 戀童癖
✳ 羞恥	✳ 天真	✳ 想死	✳ 強姦犯
✳ 內疚	✳ 不同意	✳ 毫無性慾	✳ 痛苦
✳ 骯髒	✳ 隔離	✳ 快樂消失了	✳ 煎熬
✳ 憤怒	✳ 被剝奪	✳ 復仇	✳ 浪費生命

這份清單並不詳盡，
請找出在你的經歷中最能引起共鳴的詞語。

現在，觀想所選擇的詞語在你周遭的羊水中漂浮著；你仍然在媽媽的子宮裡被呵護。讓可能與這段經歷相關的訊息來到你身邊：此時是否有一些圖像或詞語傳遞給你，幫助你好好消解這次經歷？

連結自己那個出生前作為胎兒的狀態，觀想每塊起泡的小肥皂漸漸溶解在水裡。每個詞語都在液體中溶解並消失。你可以看到它們一個接一個

地消失，每一次消失時，你都會感覺自己胸口的重擔減輕，心靈也變得更加輕盈。

在這種冥想狀態中，想停留多久都可以。當你再次睜開眼睛時，所有殘留並與你遭受性虐待相關的負能量都會隨著淋浴的水流走。如果你是泡澡，則有意識地拿起浴缸的塞子，讓所有不再屬於你的東西從排水孔流出去。

現在，你已完成一次與生殖輪有關的真正清理，你的經歷現在成為你人生的一部分，但你不再給它任何機會去定義你和影響你的生活。**恭喜你，你已經卸下肩上的沉重負擔。**

CHAPTER 10

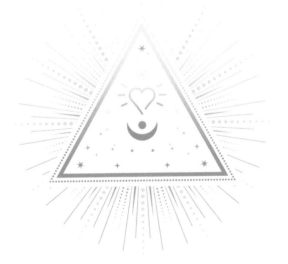

安撫情緒

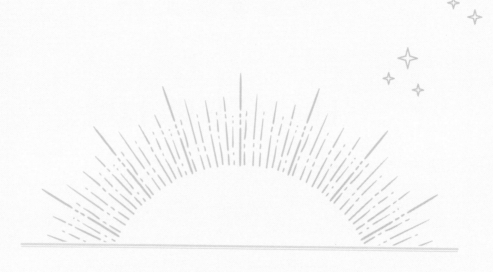

「一個能掌握自己的人，就不會有其他主人。」

老子

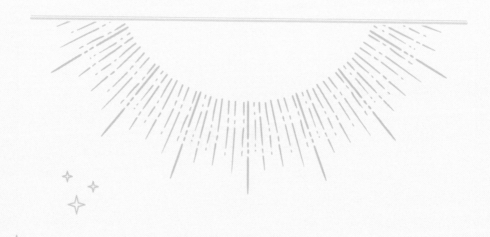

　　情緒就像是一種內在的警報，提醒我們內心有些事情不對勁。有可能是悲傷的感覺，與我們以前聽過的傷人話語有關，重新喚起那未處理、被拒絕的創傷；甚至是一種恐懼感，讓我們意識到自己過於擔心未來，而沒有活在當下。

　　情緒從來不會徒勞無功，它的出現是為了指出某個未解決的事情。當訊息傳達時，我們應該感謝這個傳遞訊息的情緒，並將我們的意識放在潛藏的問題上。然而，大部分的人並不會深入探究，而是將情緒當成真正的問題：

<blockquote>

「我傷心」而不是「我覺得被拒絕」。

「我害怕」而不是「我無法活在當下」。

</blockquote>

　　這就是為什麼我們的情緒被困在心智中，它本來是來傳遞訊息的，卻被困在我們內心，沒有出口，因為我們不願意讓情緒離開。

　　本章將使你能夠辨識和破解與每種情緒相關的各個部分。當你感覺自己快被某個情緒困住時，可以依據自己的需求，辨識整個情緒或逐一擊破接踵而來的情緒。本章結尾的練習將幫助你進一步解放自己。

解除潛意識的束縛

　　歡迎來到這個針對情緒管理和釋放的能量療癒。每種情緒都有自己的能量，可以像燃料能源一樣提供動力，也可能會堵塞你這台機器。我們將一一清理在每個器官中由這種能量流動帶來的情緒毒素。你可以深呼吸三次，閉上眼睛幾分鐘，感受身體進入平靜和放鬆的狀態。

　　當你再次睜開眼睛時，眼前有個巨大的白色棉花球體。雖然你不認識這個物體，但它讓人感到放鬆和昏昏欲睡。你抓住覆蓋它的一部分材料，質地像非常柔軟的合成纖維。你爬進去，到了高處，可以看到成千上萬的白色泡泡排列在一起。你舒適地安頓在這柔軟的內部，它完全符合你身體的形狀，你的意識很快就脫離了，可以看到你的身體在膠囊裡睡著並進行修復再生，同時你的意識正在探索它所在的這個宇宙。

　　你沿著小路前行，心裡充滿困惑。這裡一切都是白色且完美無瑕。這些膠囊都長得一模一樣，沒有任何指示路徑的標誌，你不知道自己身處何處。你往前走，經過數百個球體，這時你看到遠處有一團藍色物體。靠近一看，你才發現這種顏色來自於這些緊緊相連、疊在一起的泡泡。它們聚集在左右兩個巨大的、交替膨脹與收縮的肺前面。你的肺正在努力工作，但這些有色球體圍繞著它們旋轉，阻礙它們正常擴張；每次呼吸時，你的肺都被這些物質從四面八方侵襲。這種藍色的物質緊緊黏附在肺身上，不給肺有任何喘息的機會。你意識到這些黏稠的物質正是你的悲傷和憂鬱，它們駐足於此，彷彿象徵性地阻礙生命的流動，阻止你呼吸。

你知道只有正能量可以淨化負能量，面對每種情緒、處境或問題時，只需要在內心尋找與它對立的正向能量。

因此你開始尋找勇氣。

勇氣如閃電般來了，戴著眼罩，披著金色超級英雄斗篷。勇氣剛才正在某處休息，就等你的召喚。它深吸一口氣，向你的肺部吹氣。你可以看到所有的藍色泡泡卸下它們海洋的顏色，重新變回白色。肺部現在律動得更快，不再那麼不規律，也散發出幸福的光芒。你感謝勇氣的幫助，並繼續旅程。

你沿著由數千個白色球體組成的路徑滑行，就像坐在滑雪橇上一樣，很快便來到一個體積較小但也很重要的器官：心臟。然而，這次你根本無法靠近它，因為有一大群鮮紅色的膠囊在這個器官前站崗，它無法與你溝通。你四處尋找切入點，但這些膠囊實在太多了，你根本無法動彈。你明白在眼前的是仇恨，多年來積累在你內心的仇恨和不耐煩都聚集在這裡。你的心被它們困住，難以自然運行和做自己想做的事。仇恨豎起了長矛示威，阻止任何試圖靠近的人。

你自問應該呼喊哪個對立能量以對抗這支軍隊，而答案顯而易見。

你將召喚愛。

愛瞬間就出現了。它就在那裡，正等著你看見它並要求它出現。愛沒有形狀，它是一種你感受到的粉紅和金色能量，這種能量既強大又驚人。

愛走向滿懷仇恨的軍隊，只是輕輕觸碰第一個膠囊，整支軍隊就放下武器，向它鞠躬致敬，這支原本被染紅的軍隊變回了白色。沒有人能對抗愛，它是自己王國的國王，無可撼動。愛無比強大，是生命的能量。

你感到更加輕盈，繼續旅程，繼續前行。與它們強而有力的相逢讓你精神煥發，從此以後，這股驚人的情感就一直伴隨著你，你感受到它的能量圍繞著你。

你來到一個非常小的器官面前，如果不是愛低聲告訴你那是肝臟，你根本就認不出來。它正處於一場綠色膠囊的戰爭之中，它們互相攻打，場面就像世界末日一樣。

在這裡出現的情緒是憤怒，它咆哮的聲音大到你無法聽見自己的想法。至於你的肝臟，它蜷縮著，竭力保護自己，以免遭受四周噴發的憤怒攻擊。

你看到第二道戰線：挫折感也在那裡戰鬥著。

你立即召喚善良。

一位有著金髮波浪長捲髮的美麗仙女出現了，穿著一件綴有金色絲帶的公主裙。她擁有令人驚嘆的靜謐和立即撫慰你的能力。

善良朝著戰爭場景走去，當它經過時，那些球體在它的氣場中顫抖而崩塌。它們的武器與綠色一起消失，取而代之的是原來的白色。

旅程繼續著，你持續探索身體內部的世界。在遠處，你看到兩個比其他器官更小的器官，潛伏在一個由黑色膠囊形成的巨人陰影中。這是你的兩個腎臟，它們必須確保過濾和排除你的廢物，但它們被高懸其上的巨人陰影給嚇壞了。

為了解決這個局面，你召喚了溫柔。

溫柔以從天而降的鳥羽具象顯現。當羽毛觸碰到黑色膠囊的巨人時，它坐立難安，最終倒下並在地上分解成數千個白色泡泡。溫柔消解了儲存在腎臟的恐懼和驚恐，讓你的腎臟能夠挺直身子，正常運作。

你繼續前行至最後的目的地，來到脾臟前。脾臟是看不見的，它隱藏在一堆黃色膠囊下面，你意識到它被憂慮和焦慮給掩埋了。黃色細胞聚集在一塊，直到完全覆蓋脾臟。

於是你決定召喚寧靜。

一位水精靈出現在你面前。她帶來溫暖的沙子和鹹鹹的海水味。她在覆蓋脾臟的細胞堆底下放了一個象徵寧靜的貝殼。黃色細胞像滑行在水面上一樣，露出那個因緊張而焦慮的器官。水精靈召喚出寧靜瀑布的水流，自然而然地撫慰了脾臟，它周圍的細胞也變成了白色。

你轉過身，看到所有幫助你疏通負面情緒困境的能量：勇氣、愛、善良、溫柔和寧靜。你用一個精挑細選的話語或禮物逐一感謝它們。你知道它們與你同行，而你隨時可以召喚它們。

然後你轉向所有的膠囊，理解它們構成了你的細胞結構，每個細胞像磁鐵一樣對你注入身體的情緒有所反應。從此以後，你可以透過這個小小的校準，讓顏色為你的細胞上色，你就能知道現在是哪種情緒淹沒並污染你：

* 藍色代表悲傷和憂鬱
* 紅色代表仇恨
* 綠色代表憤怒
* 黑色代表恐懼
* 黃色代表憂慮和焦慮

接下來，你只需要重讀有關該器官的段落，即可清理你身體中出現的有毒情緒印記。

你已完成這次的沉浸體驗，重新回到你的身體，你仍然依偎在一個溫暖的膠囊裡。你緩緩睜開眼睛，在繭艙內伸了個懶腰。**你可以在這個地方再多待幾分鐘，感受目前的正向情緒：勇氣、愛、善良、溫柔和寧靜……**並讓它們安撫你。之後，你可以再慢慢回到當下的意識。

重塑意識

練習：

讓情緒表達出來

當我們想到「情緒」時，通常會想到某些本能的、不受控制的、不由自主湧現而讓我們措手不及的東西，比如當愛人向我們表白時，那種無法掩飾的喜悅；當我們得知自己被背叛時，會感到巨大的憤怒；或是當我們感到失望時帶來的巨大痛苦。

這個練習的目的是將情緒表達出來，再重新適應它們。對於每種情緒，你都必須詮釋它並經歷它，才能將它釋放出來。你可以運用自己的身體、聲音、眼神或眼淚，重要的是要經歷它，讓它得以表達。

表達憤怒：
感受它在你體內的能量，回想一下最近讓你憤怒的時刻，讓這團火焰再現，並以你希望的方式表達出來。

表達悲傷：
感受它在你體內的能量，回想一下最近讓你悲傷的時刻，讓這股冰冷的海嘯再現，並以你希望的方式表達出來。

表達恐懼：

感受它在你體內的能量，回想一下最近讓你感到恐懼的時刻，讓這個尖銳的刺刀再現，並以你希望的方式表達出來。

表達沮喪：

感受它在你體內的能量，回想一下最近讓你感到一無是處和迷惘的時刻，讓這個瘋狂的指南針再現，並以你希望的方式表達出來。

表達挫折感：

感受它在你體內的能量，回想一下最近讓你感到挫折的時刻，讓這陣龍捲風再現，並以你希望的方式表達出來。

表達笑聲：

感受它在你體內的能量，回想一下最近你笑個不停的時刻，讓這個五彩紙屑盒再現，並以你希望的方式表達出來。

表達喜悅：

感受它在你體內的能量，回想一下最近你感到快樂的時刻，讓這個粉紅雲朵再現，並以你希望的方式表達出來。

CHAPTER 11

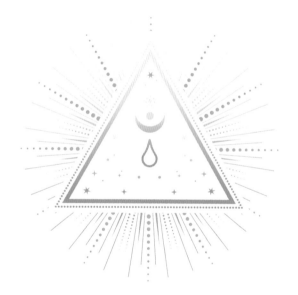

釋放和接納喪親之痛

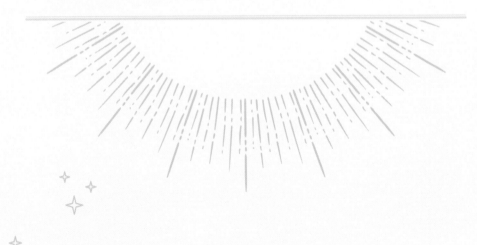

「有種東西比死亡更強大，
就是逝者仍存在活著的人記憶之中。」

讓・端木松（Jean d'Ormesson）

　　本章專門討論喪親之痛，主要是為了減輕我們這一生因親友離世而產生的情感痛苦。每個靈魂都有它預定的生命軌跡和設定好的離開時間，而這與來自更高意識層次的安排是一致的。每次的離世和出生都有縝密安排的時機，這對那些與他們共度時光的人的輪迴轉世來說很重要的。

　　例如，不管是在高齡或很年輕時意外懷孕，都是你靈魂在轉世過程中選擇要經歷的預定事件。靈魂也會決定離開的時刻，所有這一切都會對留下來的親人產生影響，也會幫助他們覺醒，並透過這個考驗超越自己的生命旅程。現在你知道靈魂會選擇自己死亡的時刻，重要的是理解靈魂有時難以安詳地離去。這種情況發生在自殺或是突如其來且暴力的死亡，例如謀殺或車禍。當生命突然被剝奪時，有時靈魂會拒絕離開。最後一種情況是靈魂接受死亡，但拒絕讓家人感到孤單和悲傷。

　　如果是上述其中一種無奈的原因而阻礙留在世間的人轉化他們的悲傷，本章提供的療癒方法將能幫助他們提升到其他的意識層次。你可以為不同的人閱讀這個段落。若你覺得閱讀這段文字可能會讓你感到很不安，建議在每次重新閱讀之間要間隔48小時。如有需要，你可以為同一個人重讀幾次這個療癒方法。

解除潛意識的束縛

　　歡迎來到接納喪親之痛的能量療法。不論這個哀悼是最近發生的，還是多年懸而未決的痛苦，你很棒，**決定在這種情況下讓自己從內疚、憤怒和不公正的枷鎖中解脫出來**。感謝覺醒冥想之旅的支持，我們會在一起，並帶你進入潛意識，以釋放阻塞、恐懼以及其他阻礙你真正放下過去的舊模式。

　　當你剛閉上眼睛，就感覺自己進入一個不同的意識層次。你的肉身仍然在原地躺著或坐著，但靈魂正在旅行。

　　你回溯好幾個前世，直到找到那個你非常想念的往生者。你穿越綿延不絕的雲朵，滑順而讓人安心。在上升過程中，你感到輕盈和快樂。當你速度減慢時，你知道自己快要抵達目的地，你放慢腳步，往前走入這個未知的地方——這是未能離開的往生者的意識層次。

　　這裡的人處於過渡狀態，他們不想或不能離開，因為有什麼東西拖住他們。或許是個未完成的計畫，或是不想離開的某個人？或者相反，是一個深愛他們而不想讓他們離去的人？

　　你繼續前行，被這地方的光芒弄得眼花撩亂。雖然這只是個過渡之地，但你感覺自己身處於另一個振動頻率的意識層次。

你轉過頭，看到那位已故親人。那個從幾個小時、幾天、甚至好幾年以來，你時時刻刻都非常想念的人。在這裡，時間沒有任何價值。這位親人很高興能再次見到你，但想知道為什麼你會在這裡。

你回答，你一直非常想念他，無法將他忘懷。他微笑著回答，一旦我們的轉世結束，觀點就完全不同了，但無須擔心，因為能量和靈魂是永恆的，而時間和物質只是幻覺。

你難以理解這個概念，於是他牽著你的手，讓你跟著他走。你覺得手掌有刺痛感，而且隨著你走動逐漸加劇。你走到轉世之間等待休息的意識層次，我們可以稱它為天堂。

最終，你會發現自己從那裡而來，當成功完成人生使命後，你會回到那個地方。

你的親人把手放在你肩膀上，並向你解釋：

「在這裡，我們休息等待轉世並不輕鬆，因為是在反覆且痛苦的轉世中所積累的疲憊中休息。這是個和平的地方，在這裡我們各司其職，沒有仇恨、沒有憤怒、沒有怨恨、沒有誤解。在這裡，只有愛；有一天你會看到，你也會來這裡，我們會再次相見。」

你觀察這個地方，它呈現和平與寧靜的氛圍。是一大片花田，長滿了老橡樹，讓你的身體可以靠著樹來恢復活力嗎？還是一個有細沙、有湛藍海水，準備好讓你放鬆的廣闊海灘？或者是一個舒適的客廳，裡面有劈啪

作響的壁爐，手上還拿著一杯熱騰騰的飲料？

無論你想到什麼場景，那都代表你心中的寧靜港灣、你的小天堂。已故親人向你說明，在這裡是幸福的，不必為他感到悲傷，因為他很快樂；但前提是你們能讓他安然離開。

你回到兩個世界之間的意識層次：這是個過渡地帶，當愛與依附的連結過於強烈時，逝去的親人就會被困在這裡而無法釋放。你的手仍緊握著這個對你意義非凡的人，這個已故親人帶你進入一個昏暗的房間，面前有個能隱蔽觀察的單面鏡，讓你觀察這裡的人。在你眼前，沒有花田、海灘或舒適的客廳，這些人在看起來像火車站的地方，帶著他們的小行李箱正在等待。他們看起來有些悲傷或無聊，甚至有些人在打瞌睡。

— 在這裡，我們在等待，等待自由。已故親人對你說。

— 誰會被困在這裡？你問。

— 例如那些還沒準備好離開親人就被死神召喚的人，或是被留在世間被悲傷困住的人，這些人在多年後仍無法走出喪親之痛。

— 那裡還有其他人嗎？

— 有的，那些選擇自己結束生命卻找不到光的人，以及那些因為死亡突如其來而受到驚嚇的人。

— 要怎麼做才能釋放他們呢？

— 接納。接受他們離去的事實，讓他們好好離開。那麼你呢，準備好讓我離開了嗎？

你點頭表示同意，你明白自己是用恐懼和依附來維持與這位親人的情

感連結，但你對他深深且無條件的愛接受了讓他離開的事實，好讓他飛向他的小天堂。

這位親人給你看他的手腕，指出兩條綁在上面的繩子。其中一條是黑色的，象徵著依附；另一條是白色的，代表永恆的愛。你拿起他遞過來的剪刀，剪斷了黑繩，只留下閃閃發光的白繩。你看著自己的手腕：另一條新的白繩出現了。

這趟旅程讓你感到震撼。在剪斷黑繩並保留白繩的同時，你釋放了這位已故親人。最後一次，他確實地向你道別後就消失了。你再次透過單面鏡觀看：**還有你認識的人在這個車站月台上等待嗎？**

如果有的話，請打開這個等待室的門，走近一點跟他們每個人一一告別，對他們說出你內心的一切，然後剪斷他們手腕上的黑繩。每當你完成一次哀悼和釋放後，你的手腕上就會出現幾條新的白繩。

你可以感受到那些已故親人的存在，雖然現在他們的肉身已不在這裡，但他們仍以能量的形式陪伴你。於是你離開這個介於兩個世界之間的過渡地帶，因為你在那裡已經無事可做。你決定在其他意識層次隨意走走，並選擇了你的情感層次。

來到這個宇宙時，你會感到喉嚨緊緊的。你的喉輪很難承受這個地方的氛圍。事實上，這裡一切都很沉重陰暗，很難為自己開闢一條路。你艱難地向前邁進，希望能看得更清楚。

　　周圍的一切都不是很明確。地面感覺就像岩漿，很熱，你感到窒息，喉嚨愈來愈緊。你再也無法忍受這種氛圍，於是請求幫助。

　　一隻鴿子飛過來，遞給你一根橄欖枝。你意識到這種氛圍正是來自於你內心的憤怒、不公平感和對這位親人離世的悲痛。你的情感體正處於混亂的狀態，而你的喉輪緊繃是因為你不知道如何表達所有這些感受。

　　你接下橄欖枝，將手腕上的白繩綁在上面，然後把這束橄欖枝放在心輪的位置，以釋放所有至今仍壓在你身上的重擔。

　　突然間，所有場景都變了：這個世界正在變化，就像你內心的狀態一樣。太陽回來了，花兒開始生長，大地為它們騰出空間；動物走向你，小鳥和小鹿緊緊跟隨你，歡樂和平靜又回來了。你把橄欖枝放在地上，把極度亢奮的情感世界拋在腦後，同時有一道絢麗的彩虹正在天空形成。

　　你慢慢回到自己的肉身，感到非常平靜，但幾乎精疲力竭。**這次的能量清理需要很多的力量和勇氣**，但你現在已經明白，沒有什麼是永恆的，沒有什麼會真的消亡。每當你有需要的時候，都可以從心輪去感受已故親人的安慰。

重塑意識

現在你已經能在無形的能量層面上，清理那些讓自己停留在過去的情緒垃圾了。我們將運用你的意識來進行一個具體的解放行動。因此，所有面向的你都會接受這樣一個事實：儘管你對已故親人仍懷有愛意，但他們離世的重擔已不在你身上了。

練習：

擺脫愧疚感

在親人離世時，我們往往只能部分接受這個愛人的消逝，但仍會有一種愧疚感，這種感覺因人而異：

❋ 當他離世時，我卻還活著的愧疚感。
❋ 在最後一刻沒有陪在他身邊的愧疚感。
❋ 在他去世前最後幾年的時光，對他生氣而感到內疚。
❋ 為這個親人的離世感到鬆了一口氣而覺得內疚。
❋ 在最後階段很少去探望他而感到內疚⋯⋯

這個練習的目的是要成功放下你與他們連結在一起的最後無形枷鎖，**讓他們在你心裡安然地離去**。寫下你所感受到的愧疚感，原諒自己只是一個凡人，理解自己在當時已盡了最大努力。請在紙上寫下你內心可能還有

與內疚有關的一切。如果你想多回顧幾次，可以持續多寫幾天。當你感覺自己已經抒發完畢了，就銷毀那張紙，因為它對你不再有任何用處。

CHAPTER 12

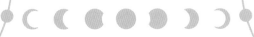

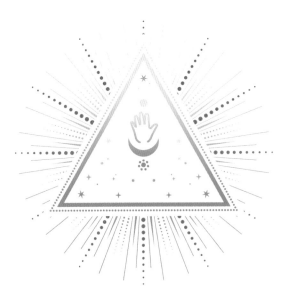

藉由原諒得以解脫

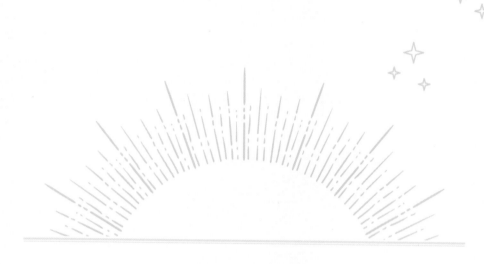

「原諒，是紫羅蘭把香氣留在踩踏它的腳跟上。」

馬克・吐溫（**Mark Twain**）

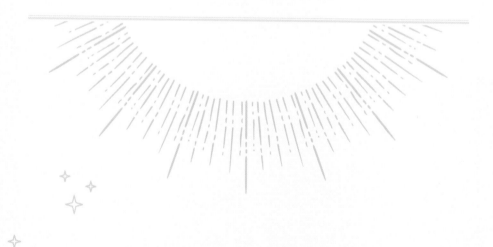

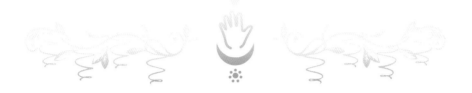

　　本書以原諒作為最後一章並非偶然。原諒是通往更幸福、自我接納和內心平衡之旅的重要階段。事實上，沒有原諒就沒有休止符。痛苦的記憶就像一種沒有得到妥善治療的疾病，時不時就會襲擊你，慢慢引發感染，進而啟動各種身體信號，提醒你注意自己的內在情緒和能量狀態。

　　原諒不僅解放犯錯的人，也解放了看守者和囚犯，因為當痛苦存在時，沒有人能輕易脫身。透過原諒，你不僅可以幫助別人振作起來，還可以讓自己擺脫從一開始就不該是你承受的重擔。當你選擇保持憤怒以及對公平正義的渴望時，就像抓住一串鑰匙，將自己鎖在金色籠子裡。這個金色籠子讓你安心，因為它為痛苦提供一個框架和一種控制感。雖然你握著鑰匙，但可悲的是你被關在有鎖孔處的另一邊。

　　讓我們一起結束這次美妙的內在旅程，藉由一次深入而強大的解放，讓你擺脫所有的枷鎖。

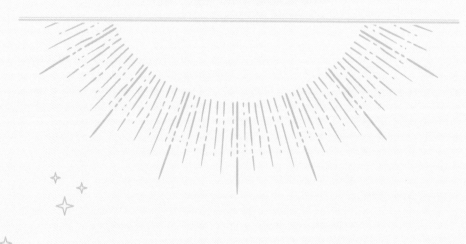

「如果沒有原諒，我們將繼續被自己的
行為及其後果所囚禁。」

漢娜・鄂蘭（Hannah Arendt）

解除潛意識的束縛

你憑著自己的意志力艱難地沿著一條小農道前行。四周的世界槁木死灰，只剩一片灰暗。你轉過身，看到自己的腳踝上掛著長長的鏈條，拖著鉛球。你已精疲力竭，厭倦了走這條路。

這個世界對你來說很熟悉，你不知道還能去哪裡。突然間，一個天使出現在你身邊，聽到了你的不幸。天使知道你的過去和你受的苦，導致今天你很難承受別人這樣傷害你。他看到你蜷縮著，脈輪因缺乏愛而黯淡無光，能量體在很多地方都有嚴重的漏洞。他向你伸出援手，並邀請你進行一趟旅程。

剛開始，你沒有意識到伸手的意義。當你握住他的手時，你就明白了。你明白這個天使來是為了讓你擺脫怨恨、復仇、嫉妒、憤怒，尤其是你身體的疼痛，因為每當你有負面思維和回望過去時，身體就會變得更僵硬。你登上一艘小太空船，仍然不知道天使要帶你去哪裡。飛行了幾分鐘後，太空船停靠在一個紅色星球上。這是海底輪，與家庭相關的星球。

在你面前出現了那些曾經在某個時刻讓你受苦的親友。你看到自己的父親、母親、兄弟姐妹，甚至還有一些朋友。你可以觀想有一根髒髒的黑色管子從你的心臟延伸出來，連結你和他們每個人。你耐著性子，決定要一一斬斷與他們的聯繫，每次切斷與一個人的連結時，你複誦著：

「我知道你已經盡力了，我愛你，我原諒你。」

我邀請你有意識地觀想這個場景。當你確認沒有遺漏任何需要切斷的連結後，你的心輪現在透過一條閃閃發光的金線與所有這些人相連。你重新回到自己的太空船。

下一站是代表生殖輪的橘色星球。這個星球讓你害怕，因為你在愛情上受了很多苦。現在是面對你的失敗並向前走的時候了。天使走在你右邊，用他的金色光環照亮你。

在你面前有很多小房子，標示你生命中每段重要的愛情關係。每個小房子都帶有相關人士的名字以及你無法原諒的傷痛：背叛、謊言、懦弱、暴力、不尊重、屈服、失敗、遺棄。你走向第一間小房子，拿起放在入口小門左側的橘色油漆桶及畫筆，將那些讓你困在這段關係的字詞塗掉。

完成後，你說：

「我原諒你，因為你已經用你擁有的方式盡力而為。」

接著，你拿起一支金色的畫筆，重新塗上象徵你從這段關係中獲得的正向心態的字：自我肯定、愛自己、重新專注於自己的優先事項、確定自己的價值觀等。你對每間小屋都這樣做，直到所有的小屋都有金色正向詞語的裝飾。

請花一點時間進行這個清理，然後再回到太空船。

旅程繼續，你來到太陽神經叢的星球。它發出耀眼的黃光，你將在這裡短暫停留一下。太陽神經叢是情緒所在的地方，尤其是關於慾望／權力和與他人的關係。

在你面前站著一群人。他們是那些不相信你、貶低你、批評你以及質疑你想法或信念的人。他們每個人的一言一語，都成功地奪走你的自信。你看到了以前的老同學、同事、上司和鄰居。

你決定修復過去，觀想面前的每個人都在地上放置一塊閃閃發亮的黃色石頭。它們堆疊起來，直到形成一座非常高的塔矗立在你面前。一旦達到你所期望的自尊之塔的高度，你就會有意識地對這些人說，你原諒他們笨拙或惡劣的言語，因為從現在起，你將會站在這座塔的頂端，不再被他們的話語中傷。

天使接你前往下一站，你很快來到了心輪的星球，期望找到那些曾經對你很重要卻背叛你的人。照亮這個星體的綠色光芒慢慢擴散，你看到化妝台上放著一個物件。

那是一面鏡子。你坐下並用一隻手拿起它。**鏡中倒影是你的替身，被囚禁的人。**你徒然對鏡子微笑，但鏡中的你始終無動於衷、麻木不仁和悲傷，你明白最需要原諒的人就是你自己。原諒自己有時不知道或無法照顧好自己，沒有聽從自己的需求並尊重自己的界線；原諒自己默默承受他人的不尊重、暴力和羞辱；原諒自己在受到批評時沒有自我辯護；原諒自己因為絕望地想要填滿那看似空虛的心輪而被操縱；原諒自己因為信任他人而被背叛；原諒自己因為不知道如何做得更好而重複痛苦和不健康的模

式；原諒自己曾經做過惡劣，有時甚至是不公平的事情；原諒自己在外貌、能力或經歷方面被誹謗、批判和貶低；原諒自己根本不相信自己，最終放棄了自己。

你對著鏡子說：

「從現在開始，我原諒自己曾經以任何方式傷害自己，因為那時我不知道或無法做得更好。」

鏡中的你馬上跟你表達謝意，隨即消失了，留下你當前的倒影，正對著自己微笑並閃閃發亮，你感覺自己的心輪正在膨脹，並充滿了愛和感激之情。

你輕鬆而快樂地前往最後一個目的地。你踏上一個土耳其藍的星球，這裡的大自然鬱鬱蔥蔥，你看到森林裡一片有著清澈溪流的空地。有一些動物和一個小精靈邀請你走近瞧瞧。

你被那清澈的水吸引，正當你準備將手浸入水中時，看到水面上映出一個倒影。這片空地的影像浮現出來，呈現完全被摧毀的樣子。動物跑走了或是狀態變得很差。植被已枯萎，溪流很髒且受到污染。

你感受到心輪受到這片空地的召喚。你請求各方的原諒：大地、所有動物、植物以及所有形式的物質，原諒你對它們造成的可能傷害。你決定有意識地尊重生命和自己所處的土地，與這個為你提供水、食物和氧氣的星球，兼顧環境、動物和生態平衡，一起生活在全然的和諧中。

現在，你感覺自己與周圍的一切連結在一起。你產生一種相連互通的意識，並在靈魂深處開始計畫未來要採取的行動，以符合自己的新願景。

經過這最後一站，你感到自己有所不同。所有堵塞的脈輪都已清除掉過去的重擔，是時候返回地球了。

天使在太空船下方等你。你登上太空船，前往最後一站，邁向更高層次的世界。太空船繼續上升，穿越平流層，到了一個更高的精微層次，那裡是你靈魂和意識的所在。

一種似曾相識的感覺湧上心頭。**你認識眼前出現的人，那是你，真正的「你」**。那個藉由直覺來引導你和給予建議的人。那個每晚在你睡覺時跟你重新連結的人，幫助你恢復精力、重新校正自己以及接收指引的人。那個「你」熱情地歡迎你，感謝你有意識地走這趟旅程。

這次是祂開口說話，祂原諒你。祂原諒你沒有傾聽自己的聲音，原諒你錯過了很多來自內心的直覺訊息。原諒你犯的錯、對祂懷疑，甚至做出與祂幸福主張對立的選擇。祂知道人間生活是艱難的，很容易迷失自己。

你接受祂的恩典，感覺好輕盈。你輕輕離開地面，一層霧濛濛的白光圍繞著你。祂提議建立一個心靈感應圖像，這樣你就可以成功地捕捉到祂未來的訊息。

祂請你選擇一種水果，任何一種都可以。突然間，你的腦海浮現一個水果意象。從現在起，每當你看到或想到這個水果時，就知道自己正在接

收來自「你」的高我的重要訊息。離開前，你感謝並緊緊擁抱你的「你」。當你回到地球，重新進入你身體時，你仍然感受著那份輕盈感。你的枷鎖已煙消雲散，你看到了一個不同的世界。清新的空氣輕撫你的肌膚，讓你有自由的感覺。你雙腳踏上涼爽的土地，感受自己深深扎根在大地上。太陽溫暖著你的心輪。

　　你可以繼續前行並活在當下，保留當前的感受，因為你不再需要回首過往。你已從過去的重擔中解脫出來。**你就像一張新的白紙**，可以寫下你所有的願望、計畫和新的生活習慣。

重塑意識

練習：

告別信

完成了冥想朗讀中關於原諒的能量療癒後，你已經透過建議的觀想來處理潛意識根深蒂固的阻塞和情緒。因此，我們將會寫兩封信作為結尾，這會幫助我們完結苦難的篇章，就像你將闔上這本書的最後一頁一樣。

給別人的原諒信

在這個練習中，你可以寫信給所有依然讓你感到一絲絲苦澀和怨恨的人。這裡沒有特別的規定要遵循，只需要每天寫一封信給那些你認為有必要的人。

在這些信中，需要寫下所有你對他們的指責。若你願意，也可以記錄一些正向的事情，重點是要表達所有你對那個人、他的行為、他帶來的痛苦以及你當時感受到的一切。寫完信後，就把它丟掉或燒掉。

給自己的信

最後一封信是寫給你自己的，但這封信會略有不同，你可以寫在後面

的空白頁，之後你就可以直接讀它。每當你覺得對自己過於苛刻和不夠寬容時，就可以回來重新翻閱。

你要原諒自己，更重要的是感謝自己。請列出你出生以來，為自己做過的所有事：風趣、和藹可親、從失戀中振作起來、成功通過考試、幫助他人、寬容、保持微笑等。原諒自己未能妥善處理的事情，比如留在對你施暴的男人身邊、在受到不尊重時未能堅持自己的立場、脾氣暴躁、破壞自己的新工作等。

這封信的目的是讓你意識到，儘管犯了錯，你擁有的所有優點仍然還在。為自己慶祝，並原諒自己只是個不斷成長、進化的普通人類。

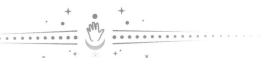

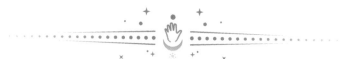

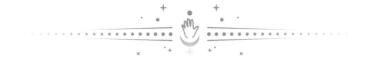

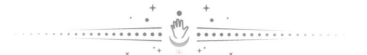

●●●●●●●●● 結 論 ●●●●●●●●●

CONCLUSION

　這本書是你強大且有效的工具，能夠讓你結合意識和潛意識，重新掌握你深層的自我。每當你發現自己的頭腦試圖重新掌控主導權，或在生活中遇到困難時，都可以反覆閱讀本書。如果你覺得有需要，也可以單獨閱讀每個章節。

　請記住，當涉及到我們的多維存在時，邏輯並不存在。**若你突然想閱讀與情緒痛苦相關的療癒章節，即使當下你沒有任何相關的信號或症狀，也請聆聽自己的感覺！**可能有某些非常潛意識的東西需要釋放。信任自己並與自己的感受保持一致，是好好理解自己的關鍵。

　很高興能陪伴你們走過這一段美妙的旅程，祝福大家一生充滿愛與靜謐。

史蒂芬妮（Stéphanie）

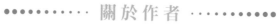

········· 關 於 作 者 ·········

ABOUT THE AUTHOR

　　史蒂芬妮・阿貝隆（Stéphanie Abellan）向來對靈性和個人成長感興趣。身為治療師，她著重於釋放和清理細胞記憶已有十年的經驗。同時也是梅德奧（Médéores）能量寶石的創辦人，提供治療服務和許多用於個人成長的療癒工具（www.lesmedeoresdankaa.fr）。

　　她也是著名的覺醒引導的作者，著有《釋放情緒阻塞：安卡神諭卡》（L'Oracle d'Ankaa）、《安卡火焰神諭》（L'Oracle de la flamme d'Ankaa）、《小魔法師神諭》（L'Oracle des petits magiciens）、《梅德奧神諭》（L'Oracle des Medeores）及《自作自受》（Karma Bitch）等。

**　　你可以透過以下方式聯繫史蒂芬妮・阿貝隆：**

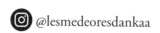 @lesmedeoresdankaa 　　　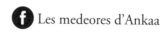 Les medeores d'Ankaa

國家圖書館出版品預行編目(CIP)資料

釋放情緒阻塞的12個練習：運用冥想朗讀及觀想技巧,就能重塑細胞記憶,找回快樂的自己 / 史蒂芬妮.阿貝隆(Stéphanie Abellan)著；蕭笙譯. -- 初版. -- 新北市：大樹林出版社, 2024.08
　面；　公分. -- (療癒之光；7)
譯自：Le grand livre des 12 libérations énergétiques
ISBN 978-626-98573-1-9(平裝)

1.CST: 心靈療法 2.CST: 能量

418.98　　　　　　　　　　　　　　　　　113006991

系列／療癒之光07

釋放情緒阻塞的12個練習
運用冥想朗讀及觀想技巧，就能重塑細胞記憶，
找回快樂的自己
Le Grand livre des 12 libérations énergétiques

作　　者／史蒂芬妮・阿貝隆（Stéphanie Abellan）
譯　　者／蕭笙
總 編 輯／彭文富
責任編輯／賴妤榛
文字協力／楊心怡
封面設計／Ancy Pi
內頁排版／菩薩蠻數位文化有限公司
出 版 者／大樹林出版社
營業地址／23357 新北市中和區中山路2段530號6樓之1
通訊地址／23586 新北市中和區中正路872號6樓之2
電　　話／(02) 2222-7270　傳真／(02) 2222-1270
E - m a i l／notime.chung@msa.hinet.net
官　　網／www.gwclass.com
Facebook／www.facebook.com/bigtreebook
發 行 人／彭文富
劃撥帳號／18746459　　　戶名／大樹出版社
總 經 銷／知遠文化事業有限公司
地　　址／222 深坑區北深路三段155巷25號5樓
電　　話／02-2664-8800　傳真／02-2664-8801
初　　版／2024年08月

Le Grand livre des 12 libérations énergétiques
Texts by Stéphanie Abellan
Illustrations by Tanguy Bigot
© 2021 Courrier du Livre, an imprint of groupe Guy Trédaniel.
This Complex Chinese edition published by arrangement with groupe Guy Trédaniel., through LEE's Literary Agency
Complex Chinese Translation Rights © Big Forest Publishing Co., Ltd.

定價／480元　港幣／160元　ISBN／978-626-98573-1-9

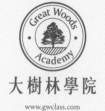

大樹林學院
www.gwclass.com

大樹林出版社—官網

大樹林学苑—微信

課程與商品諮詢

大樹林學院 — LINE